**Michael Matthews**

狂人教練

麥可・馬修斯

郭曉燕 譯

美國第一健身強人

# 動機
# 強化
# 全書

不找藉口的新科學！
突破**增肌瓶頸、訓練低潮的**最強輔助訓練手冊

# 各界讚譽

「《動機強化全書》實在是太棒了！這不是那種充滿陳腔濫調、精神喊話的典型自助書。它與眾不同且內容嚴謹，結合真實故事、科學理論與實用工具，整本書都是重點，令人驚艷！」

——班・格林菲爾德（Ben Greenfield），Kion 執行長，《紐約時報》暢銷作家，《超越訓練》（*Beyond Training: Mastering Endurance, Health & Life*）作者

「這是一本有益、實用又重要的書，奠定了麥可在健身界的地位，讓他成為健身界的喬登・彼得森（Jordan Peterson）。任何人若是希望自己的健身訓練更有成效，只要在組間休息時看這本書，必定獲益無窮，而且永遠都不會把這本書拿給競爭對手。」

——馬克・銳普托（Mark Rippetoe），《肌力訓練聖經》（*Starting Strength: Basic Barbell Training*）與

《力量訓練實務計畫》（*Practical Programming for Strength Training*）作者

「馬修斯是健身心理學大師。讀完此書，你將燃起鬥志並開始行動——更重要的是，獲得成功展開旅程的實用工具。」

——艾力克斯·哈欽森（**Alex Hutchinson**），《紐約時報》暢銷書《極耐力》（*Endure*）作者

「讀這本書，吸收並運用裡面的智慧，你的生活將變得更美好。就這麼簡單。」

——馬克·迪范（**Mark Divine**），SEALFIT 創辦人、《紐約時報》暢銷書《像海豹部隊一樣思考》（*The Way of the SEAL, Unbeatable Mind, and 8 Weeks to SEALFIT*）作者

「我喜歡麥可的作品，有大量研究支持，內容具體明白，而且絕對實用。」

——諾亞·凱根（**Noah Kagan**），Sumo.com 與 AppSumo.com 的共同創辦人

「『目標』應該是個動詞，因為沒有行動的目標只是空想。《動機強化全書》提供了所有你需要的工具，幫助你實現目標——而且永遠不再覺得『卡住』。」

——傑夫・海登（Jeff Haden），《Inc.》雜誌特約編輯，《動機迷思》（*The Motivation Myth*）作者

「這本書將挑戰你、讓你不斷思考、迫使你走出舒適圈。它幫助你建立的不只是動機，更是一種內在的成功驅力，使你安然度過任何風暴。」

——馬克・佩里（Marc Perry），CSCS/CPT 創辦人、BuiltLean 執行長

「麥可已經教過我們如何變得更強壯、更精實，他的方法很有效。現在他要教我們如何在生活各個層面都變得更好。一本簡單扼要、不可或缺的健身和效率指南。」

——斯特勞斯・澤尼克（Strauss Zelnick），America's fittest 執行長

「在江湖術士雲集的健身產業裡，麥可・馬修斯是一股清

流。這本書將帶給你啟發，並提供高品質的實用訊息，而且毫不偏頗。如果你想改善體態和生活，那就幫自己一個忙，讀這本《動機強化全書》。」

——薩爾·迪·斯特凡諾（**Sal Di Stefano**），最佳健身與健康頻道 Mind Pump 共同主持人

「這本書是麥可·馬修斯帶來的另一個寶物。它充滿你必須知道的知識，內容不偏頗，而且具有實徵證據。此生必讀。」

——亞當·薛弗（**Adam Schafer**），最佳健身與健康頻道 Mind Pump 共同主持人

# 致謝

　　給所有看我寫的廢話的人。本書有些內容我相當引以為傲，有些……你知道的，當廢話就好。

　　說真的，我愛你們，希望各位覺得這本書有幫助。

# 目錄
# Contents

## 第一部分

# 正確心態的養成

開始之前，有幾個問題要先解決——現在是好時機嗎？有沒有
捷徑？我不夠好嗎？關於這些，網路文章或教練不會告訴你正
確答案，麥可有什麼建議？

## 第二部分

# 如何設定目標？

如果方向錯誤，那走得再遠都不會到達終點。這三章提供心理學與商學院的技巧，幫助你正確設定目標，以及最重要的——如何用目標來激發潛能。

## 第三部分

# 行動至上

當你帶著正確心態與目標上戰場，卻發現舉步維艱，為什麼？原因出在「人性」。那些潛藏人性的阻力不會消失，而只有掌握它們，你才能一路順風。

第四部分 ——————————

# 維持正向循環

你的目標達成了嗎？是一週的短期目標，還是三年的長期目標？對於自律者來說，一路保持最佳狀態、持續往人生目標邁進才是最難的事。

# 麥可・馬修斯是誰？
# 認識他有什麼好處？

「適度」是致命的，
「過度」則帶來無可比擬的成功。
——王爾德

**我**是麥可，我相信每個人都能夠擁有自己理想的身體。我的使命是提供大家一些經過時間考驗、有實質證據的建議，告訴各位如何鍛鍊肌肉、減少脂肪，並維持健康。

我在健身這個領域已經打滾了十幾年。在這段時間裡，我看了數千頁科學文獻，嘗試過幾乎所有你想得到的訓練計畫、飲食法、營養補充品。在這方面，我可以自信地說：雖然我不

是什麼都懂，卻知道哪些方法有效、哪些沒效。

　　就像許多重訓新手一樣，一開始我也不知道該怎麼做，只好從健身雜誌找答案，然後就每天泡在健身房幾個小時，每個月還要浪費幾百美元買塑身錠、蛋白粉。這樣做了幾年，我換過一個又一個飲食法、補充品和訓練計畫，結果卻沒多大進展，還陷入瓶頸。

　　於是我找了私人教練來指導，但他們只是要我做更多同樣的事。花幾千美元找教練之後，我仍然沒有長出傲人的肌肉、沒有比較強壯，也仍然不懂該怎麼調整飲食和營養才能達到我的目標。我不可能放棄健身，因為我太喜歡它了，但我不滿意自己的身體，也不知道哪裡做錯。

　　下頁是我健身了七年的照片。

　　看似不差，但這不會是你經歷一千五百多個小時的訓練後想看到的成果。

　　我決定做一些改變，也知道必須從頭學習增肌減脂的相關生理學。於是我丟掉健身雜誌、解雇教練、關掉網路論壇、尋找最頂尖的肌力與健美教練、向許多天生的健美者討教，並開始閱讀科學文獻。

　　幾個月後，一幅清晰的圖像開始浮現。要訓練出更大的肌肉，其實真正的科學原理很簡單——遠比健身產業想讓我們知

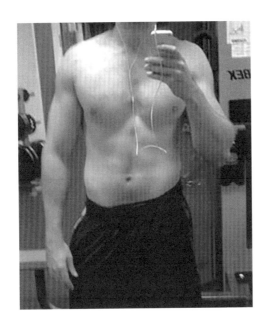

道的更簡單，而且與大多你在書籍和雜誌上看到、或在 YouTube
和健身房聽到的廢話相悖。

基於真正科學原理的健身概念像是：

- 不用靠補充品就能打造強壯的體格。
- 不用一直改變訓練計畫來「擾亂」肌肉。
- 不用為了保持身材而奉行「淨食主義」（eat clean）。
- 不用為了減重而拒吃碳水化合物和含糖食物。
- 不用藉由少量多餐來「促進新陳代謝」。

- 不用每週做幾小時無聊的有氧運動，就能減掉難看的腹部脂肪、得到結實的六塊肌。

　　我根據學到的內容，徹底改變原本的飲食習慣和運動方式，而身體也出現不可思議的變化。我的力量暴增，肌肉增加，體能也到達巔峰。更重要的是，我花在健身房的時間變少了，而且都吃自己喜歡的食物。

　　下圖是我身體後來的變化：

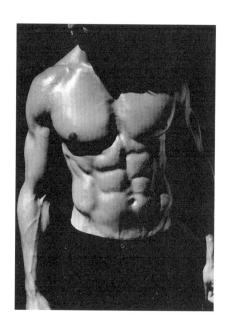

如果方法正確，要練成這樣應該不需要花那麼久。但，亡羊補牢還不算晚，對吧？

這段期間，朋友跟家人也注意到我身體的變化，於是紛紛向我討教，然後我就變成了他們的教練。我讓「難增肌者」一年內增重將近十四公斤，也讓困惑自己瘦不下來的人減去一大堆脂肪（同時長肌肉）。另外，我也幫助一些人獲得這輩子最好的身體狀態，他們的年紀介於四十到六十幾歲，原本以為自己的荷爾蒙和新陳代謝率已經無法回復。

幾年後，我的「客戶們」（我沒收費過，只是帶著他們一起鍛鍊）催我寫書。起初我並未當一回事，但後來開始認真考慮。「如果我剛開始訓練時，就有這樣一本書，那結果會如何？」我想我應該會省掉很多時間、金錢和挫折，也能更快打造出理想的身體。我喜歡幫助人，如果寫了一本書，而且很受歡迎，那或許就能幫助成千上萬人？

這給了我很大的衝勁，於是寫了《美國第一健身強人，科學化鍛鍊全書》（*Bigger Leaner Stronger*），並在二〇一二年一月出版❶。第一個月大概只賣出二十本，但幾個月內，銷量逐漸提升，也開始有讀者寄電子郵件給我，表達對這本書的高評價。

---

❶ 譯注：繁中版於二〇二一年三月出版。

　　我嚇傻了。看完讀者回饋，我記下可以如何改進，並摘要一些想法，作為後續其他書的主題。

　　快轉到今天，我已經出版了很多本書，包括針對女性飲食與訓練的《更精瘦、更強壯》（*Thinner Leaner Stronger*），以及關於彈性飲食（flexible dieting）的食譜《健身狂料理全書》（*The Shredded Chef*）。這些書的總銷量已經超過一百萬冊，我的文章也出現在許多雜誌刊物上，像是《男士健康》（*Men's Health*）、《肌肉與力量》（*Muscle & Strength*）、《Elle》、《君子雜誌》（*Esquire*）等等。

　　更重要的是，每天我都會收到很多讀者的電子郵件或訊息。他們感謝我的付出，也很佩服書上呈現的成果。他們就跟幾年前的我一樣，驚訝地發現原來健身和健康可以這麼輕鬆、愉快。

　　這就是為什麼我要繼續寫書和文章、錄製 Podcast 與 YouTube 影片，盡可能幫助更多人。看見自己對別人生活的影響，我的內心實在很振奮，許多讀者、粉絲的努力與決心深深鼓舞了我。你們實在太棒了！

　　此外，我還有更大的抱負。

　　第一，我想幫助一百萬人擁有強健的體魄。「幫助一百萬人」聽起來很讚，可不是嗎？這是一個很大的目標，但我有自信做得到。這不只是讓人看起來更性感——我想要改善的，是

西方國家民眾的身心健康及整體狀態令人憂心的下降趨勢，而我認為幫助人們變得更強健是改善前述現象的好方法之一。

第二，我想挺身對抗廣為流傳的健康偽科學，以及其他胡說八道的錯誤概念。很不幸地，健身這個領域充滿了錯誤、虛假的訊息，以及誇大不實的推銷員。我想改變這種歪風，並且成為基於真實科學研究提供實用、易懂建議的可靠對象。

第三，我想改革運動補充品這個產業。那些推銷塑身錠和蛋白粉的業者靠各種騙術，把他們的垃圾產品賣給不知情的消費者。他們使用聽起來很酷炫卻無用的配方；在產品中加入像是麵粉和不必要的胺基酸等多餘添加物；使用極少、無效劑量的好成分（俗稱「仙粉」，pixie dusting），並且把它藏在惡名昭彰的「專利複合配方」裡面。另外，他們還利用偽科學、誇大其辭的行銷宣傳，以及使用類固醇的傻瓜代言人，來說服消費者他們擁有「獨家配方」。

我希望各位喜歡這本書，也希望這能幫助你們更快達到理想的健康狀況及健身目標。

麥可‧馬修斯

於維吉尼亞州維也納城

二〇一八年四月六日

本書寫給

# 想發揮真正潛能的人

大船穩穩停泊在港口時最安全，

但這不是大船被建造出來的目的。

——克萊麗莎·埃思戴絲（Clarissa Estes）博士，

知名心理分析師

「**我**」總是在調整目標，但就是沒辦法完成所有該做的事。」

珍妮佛搖著頭，勉強擠出這句話。

多數人無法理解她為什麼對自己感到羞愧，她三十二歲，很有魅力，以大多數標準來看，她都過得很好——有份好工作，能力佳，也有欣賞自己的親密友人，或許珍妮佛是許多人嚮往的目標。

但此刻她卻強忍著淚水，內心深處相當害怕。這不是因為

遭遇失敗、羞辱或困難，而是因為陷入了一種停滯、平庸的絕望之中，她似乎從未發覺自己真正的能力。

「妳覺得為什麼會這樣？」我問。

她轉頭看向別處。當時我們在佛羅里達州一個海灘碼頭，海風吹拂，浪花打向海灘上一群嬉笑的兒童，在他們奔跑的腳邊碎成泡沫。

「不知道。可能我太懶了，可能我只是不夠用心……」

我打斷她：「有這種感覺很正常。但妳錯了，我會證明給妳看。」

三個月後，珍妮佛跟我的對話變得完全不一樣——那是一場慶祝。她減掉將近九公斤的脂肪，在「對的部位」長出大量肌肉，並意識到自己有能力改變身體，這個新發現也影響了她的其他生活層面，帶給她動力。她終於感到如釋重負。

我怎麼幫助她做到的？我又怎麼幫助你做到同樣的事？

本書就是答案。我會把改變珍妮佛的一切都分享給各位，希望你們能用這些內容來幫助自己，就像我幫助珍妮佛一樣。

本書是寫給那些「想比現在更好」的人。

## 本書寫給想發揮真正潛能的人

寫給對自己的身體和生活有遠見、迫切想突破人為限制進而變得更好、過得更好，並發揮真正潛能的人。

寫給討厭自己提不起勁的人，他們不願屈服於疲憊和惰性造成的意志消沉，渴望培養身體、情緒、精神上的力量及能量，讓自己的外觀與內在都精力充沛。

寫給想要掌控命運，帶著值得一提的故事進到墳墓的人。

儘管如此，本書並不適合所有人。

不適合追求安逸與享樂的人，他們購買與消費別人創造的東西就心滿意足。

不適合想在虛幻的樂園裡凋零的人，他們逃避跟正向改變有關的基準事實——即使最後會帶來收穫，但正向改變的過程往往很艱辛、費力、無聊，甚至讓人沮喪。

本書甚至可能不適合「缺乏熱情」的人，因為根據我的經驗，這很難改變。反之，本書是寫給強烈渴望讓自己更好、做得更多，且擁有更多的人，以及需要一些幫助才知道該「怎麼做」的人。

身為一位暢銷作家和教練，我曾跟數千個和珍妮佛一樣的人一起工作，這些人努力在生活中做出「簡單」的改變。他們想要停止做些有害的事，像是過度消費、暴飲暴食，或是想開始持續做正向的事，例如訓練或學習知識。他們雖然很清楚自

己要做什麼，但「生活」總是想盡方法阻撓他們的努力，有時用新奇的事物來分散他們的注意力，有時提供注定失敗的「捷徑」來打擊他們的士氣，有時還讓他們脫離軌道。在很多情況下，「生活」總是占上風，有許多人因此被擊潰，這些人於是給自己貼上失敗者的標籤，不再努力爬起來。

你大概知道我在說什麼，我們都曾有過這樣的經歷。但我們都錯了，那些我們做過或失敗過的事，不會永遠決定我們是誰、或即將成為什麼樣的人。事實上，我們永遠都不知道自己能做到什麼程度。我們總是有可能到達另一個高度，而努力登上顛峰是人生最該嘗試的冒險。

我寫這本書，就是為了幫助各位追求生命的體驗。這條路是成千上萬人已經走過的旅程，開放給每一個人。你不需要卓越的天賦或智慧，也不需要很多祝福，只要願意找到這條路，並持續走下去。

為了幫助各位做到這一點，本書會著重在經過時間證明的原理，而不是特定方法。如果不理解潛在原則，只是盲目照流程去做，就會導致適應不良、僵化的行為和態度。人很容易誤以為，別人做了 A、B、C 而成功，自己也可以如法炮製，並且享受同樣的結果。這種思維模式之所以誘人，是因為它吸引了我們內在膽小、懶惰的那部分，但也讓我們容易忽略一件事

## 本書寫給想發揮真正潛能的人

實：自然界沒有完全相同的產物。我們所經歷的情況永遠不會完全重複。

另一方面，學習用原理去思考，並探究原理背後的論證，就能據此選擇正確方法、拋棄舊有方法，甚至發明新方法。

本書不是針對動機科學的臨床討論。你們將要學到的東西，當然很多是基於好幾十年的科學研究，但我們都知道那種書沒用。

人必須行動。而讓人展開行動的，是值得執行的計畫，以及清楚知道該做什麼、該怎麼做。光有知識還不夠，必須擁有堅定的信念，才能真正內化並體現新的概念和行為。

所以我希望各位在閱讀本書時，要實際測試一下書上的內容，甚至挑戰它。你不需要任何新技能（你已經知道怎麼專心、做筆記、下決定、採取行動），而你可能會發現，許多憑本能和直覺做的事其實都是正確的。

本書將揭露許多關於「動機」的常見迷思，像是為什麼要設定目標？「正向思考」有幫助嗎？你也將學到，在一個充滿誘惑、陷阱和死路的世界，如果隨心所欲，是無法取勝的。

至少在過去幾十年裡，有許多精明的人孜孜不倦地努力，目的不在於提升我們的知識、判斷力與能力，而是說服我們購買更多不需要的商品、吸收更多有毒的食物和空洞的娛樂，並

讓我們的思想、信念迎合文化上的蜂群思維（Hive Mind），崇拜任何感覺正確的東西。

所以，也難怪社會呈現出一種不正常的「常態」，多數人都麻木而舒適地在此待著。這些人已經屈服於他們認為自己所能做和不能做、所能改變和不能改變的事，從孩提時代開始，他們就被反覆告誡這些規則和限制，而且接受了。根據各種調查研究，這些安逸度日的人平均超重十五公斤，每天只工作三小時，看五小時電視，負債十三萬美元，積蓄卻不到一千美元。他們就只是坐著、吃東西、看電視，日復一日直到死亡。

但是他們在某些時候也會想：這到底是怎麼一回事，自己的不幸應該要怪誰。這時，社會心理的潮流創造者會溫柔地表示：「這不是你的錯，你不用為自己的狀況負責，你其實是受害者。」他們內心的聲音會回應說：「對，是這樣沒錯，感覺好多了。」然後動力就急遽下降。

所以，為了掌握動機，你必須完全誠實地面對自我和現實，離開熟悉和安逸的環境。現代生活本身雖然不自然，卻不是真正的敵人。

真正的敵人是什麼？是我們遇到自認為危險、困難或新的事物時，內心開始死守常規和現狀，並且退縮的那一部分。這個東西是我們成為理想的人的唯一阻礙。

## 本書寫給想發揮真正潛能的人

這個敵人告訴我們有些事情做不到，有些界線不能逾越，有些規則不能打破。我們接受，因為這帶來一種錯誤的安全感。就算對自己的生活根本不滿意，但這至少讓你知道目前和未來的情況。

它還建議我們要想盡辦法讓自己開心，如果某種行為是出自本能與自發性，那一定是正確的。

它也讓我們拒絕了進步與成長的大好機會，因為那些機會看起來很陌生、很可疑，於是我們選擇逃避，因為已經被制約成害怕未知。

我們服從這些基因和社會的指引，因為這是最不費力的一條路。就算漂流在未知力量的浪潮中，至少我們不孤單。就算戴著眼罩，至少遮住了我們不想看到的東西。

讀完這本書，你不會再困惑於如何維持動力、打造理想的身體與生活。

你將從具說服力的想法和故事中得到啟發，並獲得一套基於科學的可靠原則、策略與習慣，這些內容已被證明適用於各式各樣的人，並能產生持續、長期的效果。

我不是說你會變成「超人」，也不是說你必須這麼做。有趣的是，我所認識的成功人士，其中有許多並不認為自己很特別。他們跟一般人一樣，也會經歷失望、決策偏誤和不確定

性，也同樣要克服拖延症，並且在習慣養成與破壞、反覆質疑中苦苦掙扎，甚至比其他人更頻繁，因為他們致力於挑戰自己的極限。這些成功人士只是學會用不同方式，處理生活中較惱人的部分。你也做得到。

一開始你會覺得彆扭和尷尬，因為本來就會這樣。你會犯錯失誤、跌跌撞撞，有時甚至想放棄。這些都很正常，歡迎加入我們的行列，迎接這個「改變」的必經過程。我自己就經歷過這些狀況，我認識的每一個逃離「常態」生活舒適圈的人都是如此。那種生活對任何人都沒有幫助，也改變不了任何事。

有了本書提供的知識，你將展開更有活力、熱忱和勇氣的生活，發展一個跟自己和環境互動的新模式。如果你真的將這些知識牢記在心，就會進入人生的轉變階段，並發現自己的能力遠遠超過想像。

所以，各位目前要做的就是：在今天之內讀完接下來的兩章。沒錯，就是今天。我知道你很忙，有很多事情要做，但只管聽我的，行動就對了。只要約十五分鐘，你的轉變即將正式開始。

你會邁向卓越。最棒的身體和生活在等著你。快翻開下一頁吧。

# 如何使用這本書？

如果一切都在掌控之中，

那表示你前進的速度不夠快。

——馬里奧‧安德雷蒂（Mario Andretti），

史上最成功的賽車手之一

**許**多人難以實現自己的抱負，因為想得太多，做和看得太少。他們根據非常準確的觀察，立下完全合理的決定，準備要做十分美好的事，然後就開始一段自我破壞的過程：胡思亂想。

我現在很忙，也許現在不是好時機。

我可能太年輕／太老／缺乏知識／缺乏創意／沒有資格／太悲觀／諸如此類。

如果行不通怎麼辦？如果失敗了怎麼辦？其他人會怎麼看？

沒過多久，那些在第一波負面思想轟炸中倖存的人，又要開始忍受另一波攻擊。

不太對勁。

我覺得自己還沒準備好，這不太有趣。

現在隊伍中的人越來越少，只剩少數幾個還在戰鬥。很快地，另一次密集砲火開始了。

我真的在乎嗎？

累死了。

也許我根本就不夠好。

隨著砲彈再次裝填，更多希望和夢想也被炸成碎片。而那些仍站在原地的人則想著：砲火何時才會比較緩和？

對一些人來說，砲火從來都沒有緩和過，但不見得能夠阻止他們。林肯在整個成年生活中都罹患重度憂鬱症。石油大王洛克菲勒（John D. Rockefeller）因為擔心他的公司，多年來沒有一晚睡得安穩。他後來說：「我賺的錢加起來也無法平復那段時期的焦慮。」喬治・艾略特（George Eliot）寫的《米德鎮的春天》（*Middlemarch*）被譽為英文文學中最偉大的小說，但她非常在意自己的作品，所以用了一個男性化的筆名，而且每次交稿給出版社時都忐忑不安。

我希望自己可以說「我們會過得更好，不必忍受內心的狂

風暴雨」──但這根本不是真的。如果我們想到達任何想去的地方，就得像其他人一樣跳進戰壕。如果我們想走得更遠，就得到迷宮更深處冒險。但這不代表我們必須成為犧牲品。

現在，只要做一件極為簡單的事，那麼再多的心理與情感創傷也無法擊倒我們。如果能真正接受這一件小事，那麼我們甚至可以學會忽略腦袋中那些奸詐的聲音，免受荼毒。

這件小事就是**行動**。藉由不斷行動，就不會被困在懷疑和絕望的深淵，或被絆倒。藉由不斷行動，就不會因為想東想西而停下腳步。

當然，這不代表我們不應該計畫、深思熟慮和反思。我們必須能夠評估現實，並根據實際情況加以處理，而不是按照自己的期望去處理它。這表示我們不應該餵養深藏在內心陰暗處的巨魔。

這就是為何本書不只要求你閱讀和思考。雖然書名包含「動機」，但不會只是讓你有所感覺，因為那永遠都不夠。正如這句中國古老的諺語：「不聞不若聞之，聞之不若見之，見之不若知之，知之不若行之，學至於行之而止矣。」

你將會看到，本書每一章最後都有「現在就這樣做」的部分，讓你馬上學以致用。只需要幾張紙（或一本筆記本）加上一支筆，就能進行這些練習。你也可以連結到下列網址，索取

31

本書提供的免費資料，就能獲得這些練習和每章重點：
www.workoutmotivationbook.com/bonus。

　　如果我做好份內的事，而你照著我說的去做，那麼讀完這本書之後，你就會更接近你想成為的人，也更接近你想過的生活。接近的程度取決於很多事，但最重要的是：你願意採取多少行動？

　　那我們就開始吧。

# 第一部分

# 正確心態
# 的養成

　　開始之前，有幾個問題要先解決——現在是好時機嗎？有沒有捷徑？我不夠好嗎？關於這些，網路文章或教練不會告訴你正確答案，麥可有什麼建議？

# 超越自我的起點

雖然只是採石者，

但仍要時時憧憬著大教堂。

——《採石工人信條》（*Quarry Worker's Creed*）

**很**多人不明白丹為什麼要這樣做。

幹麼花這麼多時間、精力去健身？為什麼健身這麼重要？

這是一種自戀的表現嗎？愛上鏡中的自己？

還是缺乏安全感？對抗自卑情結？

或是更陰暗的層面，類似於自我厭惡？沒辦法接受自己現在的樣子？

這些人都沒抓到重點。

丹之所以健身，不是為了虛榮感、遮掩缺點或懲罰自己，單純只是因為這樣做會帶來更好的身體、更好的生活。

丹第一次聯繫我的時候，情況很糟。

他當時三十七歲，超重十幾公斤，既沮喪又困惑。他試過任何你講得出來的飲食法，也做過時下各種嚴酷的訓練，卻沒太多成效。你不會想知道他浪費了多少金錢在無知的教練身上。

丹已經打算接受一個明顯的事實：一切都太遲了。出於各種原因（荷爾蒙、新陳代謝、壓力、有人下蠱），他獲得最佳健康狀況的機會似乎來了又走，甚至沒留下一點蛛絲馬跡。

當然，他錯了。他需要的只是正確的飲食、訓練原則與系統。起初他還懷疑我的建議，認為沒那麼簡單，不可能輕易控制身體燃燒脂肪與形成肌肉的機制。我說：「給我四週。如果不能說服你，我就給你一千美元。」

一個月後，他完全不敢置信。這是他成年以來，第一次在外觀與感受上有了真實、明顯的變化。而且不用挨餓，不用嚴格控制飲食，也不需要吃自己討厭的食物。他意識到自己可以一輩子都這樣做。那是幾年前的事了，他現在還是持續訓練，而且身體狀況比大學時還要好。四十歲的丹擁有二十歲的丹所渴望的理想身體。

他也意識到這種健身訓練不但能鍛鍊肌肉，還能鍛鍊品格。

它教我們如何擁有實現目標的勇氣。

如何創造目的與意義。

如何停止為失敗找藉口和理由。

如何不再成為受害者，並為自己負責。

如何停止追逐特效藥和速成法，轉而擁抱這個過程。

如何變得堅強，並克服痛苦與逆境。

如何重視長期的成就感，而不是立即的滿足。

基本上，健身給我們上了非常強大的一課：

如果有能力改變自己的身體，就有能力改變自己的生活。

這就是我們訓練的原因。

強健的身體是生活中比較特別的一樣東西，你買不到、偷不到，也無法偽裝。抱怨或失敗都無濟於事，它不在意你的意見和感受。

你必須付出才有收穫，光說不練是行不通的。畢竟這是「訓練」，要不就實際去做，然後改變體態，要不就什麼都沒有。

這不但是寶貴的一課，還隱含了更大的寓意。無論你在生活中面臨什麼挑戰，都有兩種選擇：努力克服，或告訴自己聽

天由命。

大自然微笑地看著我們為了改變這種情況，而建立的經濟、政治和社會制度。但別忘了不久前，我們的祖先為了生存，還得狩獵、戰鬥和殺戮。他們知道會遇到困難，也願意面對最壞的情況，並接受一個事實：宇宙表面上看來平靜，實際上是以一種難以理解的方式，在混亂的力量之間達成巧妙的平衡。

而我們現在卻過得很舒服，所以容易內心軟弱、缺乏遠見，並陷入怠惰的狀態。

但健身可以預防上述問題，這是給所有「努力至上者」的禮物，並提醒我們，除非願意付出努力，否則「祕訣」永遠不會起作用。閱讀書籍或網路文章或許可以為這個謎題提供一些線索，但仍必須自己捲起袖子，利用這些線索拼湊出完整的樣貌。這些知識能讓我們知道該做什麼，但必須實際去做。

如果你覺得這讓人洩氣，那就錯了。摸索達成目標的捷徑才讓人洩氣；在黑暗中跌跌撞撞、著急地翻開石頭尋找奧義才讓人洩氣；坐等成功從天而降才讓人洩氣。

反之，肩扛式深蹲架卻有不可思議的鼓舞作用。沒錯，它既笨重又不舒服，要求你付出辛勞、揮灑汗水，但它也承諾了努力就有收穫。你或許不會每次都得到自己想要的獎品，但絕

不會空手而回。

　　這讓健身房不只是一個運動、嘶吼和流汗的地方。它是內心深處的投射，讓我們得以碰觸自己的執念、恐懼、慣性和焦慮。它是個競技場，讓我們面對這些對手，並證明自己有能力打敗它們。

　　它讓我們得以測試對自己說過的話，展現自己如何面對生活中更大的苦難——逆境、痛苦、不安、壓力、脆弱、劣勢。某種程度上，也讓我們展現自己真實的面貌。這麼看來，健身房就是一個訓練及測試身體、心智和靈魂的場所。

　　我們在健身房忍受的磨練，也讓自己在日常生活中更有力量，並保持專注、自律和堅韌。說到底，做任何一件事的態度，就是做所有事的態度。

　　健身房也是學習的來源，因為它要求我們不斷嘗試新事物。在健身房，「問題」至少和答案一樣重要。它也能夠培養專家口中的「成長型思維」（growth mindset），讓我們學到：藉由專心致志和努力不懈便能夠提升自己的能力——這是取得偉大成就必備的世界觀。

　　健身房也是個務實、非理想化的地方。它是一個開放給所有想法和方法的實驗室，也會給出明確、毫無保留的回饋：不是有效，就是無效。

簡而言之，健身房不僅是訓練的地方，也是個避難所，讓人逃離周遭紛雜的一切。它是我們自己創造的世界，滿足了自己的夢想和渴望。

健身房還能提供生活的原則、價值觀和標準——這是許多人所欠缺的東西。總之，它是一個值得參與的遊戲。

如果少了值得參與的遊戲，一切就沒那麼重要了。生活變得像一連串偶然發生在自己身上的隨機事件，不帶任何目的，沒有規律或理由，也沒有方向或意義。

但你可以不要讓生活變成那樣。就算命運給了一手爛牌，我們還是可以選擇要怎麼玩。

人熱愛健身的眾多原因之一，就是它具有目的、秩序和意義。它讓人得以展現自己的正直、意圖和卓越，提升了我們的共通性和投入程度，促使我們明確關注有價值的成果——這種成果預示了寶貴的美德（如紀律、耐心、職業道德、自尊和熱忱），而且比任何言語或態度都更具說服力。

健身遊戲的意義不只如此，它可以說是一種「後設遊戲」（meta-game），因為如果有能力戰勝生理和心理，接下來就有能力迎向世界、戰勝更多事物。簡單說，在健身遊戲中表現得越好，就越有能力挑戰其他遊戲。

阿諾・史瓦辛格的故事最能說明這一點。

## 第1章　超越自我的起點


一九四七年，阿諾出生於奧地利。他父親是個酗酒的前納粹黨員，在阿諾很小的時候就會打他，強迫他做完仰臥起坐才能吃早餐，還嘲笑他想成為健美選手的夢想。阿諾後來的成名與致富，可說是關於自決（self-determination）的大師級表現。

他從小就下定決心要離開奧地利，並做些更有意義的事。後來他在最意想不到的地方獲得啟發：一篇描述雷格·帕克（Reg Park）從健美選手變成電影明星的雜誌文章。

阿諾任由想像力遨翔，幻想自己成為全世界最強壯的人，還拍了幾部賣座電影，擁有百萬美元的身價。他告訴自己：「這就是我要做的事」，接著就開始鍛鍊身體。

他朋友笑瘋了，說些「拜託，你在做夢」、「放棄吧」之類的風涼話。他父親更殘忍，說這種幻想很丟臉，還安排他在十八歲時進入軍隊，因為那裡沒有時間也沒有設備可以健身——他父親是這麼以為的。

阿諾決定想盡辦法來實現夢想。所以在長時間艱苦的跑步、爬行、行軍等訓練後，其他人都精疲力盡，他卻利用椅子、板凳，以及酒吧裡或手邊的東西來鍛鍊身體，有時一連好幾個小時。

跟往常一樣，同袍紛紛嘲笑他怪異的舉動，說他是沒用的

傻瓜，只會做白日夢。但他一點都不受影響，下定決心不管付出任何代價都要有所突破。他生活唯一的重心，就是實現「成為世界冠軍」這個目標。

有天阿諾受邀參加在德國司徒加特（Stuttgart）舉辦的少年歐洲先生比賽，這是他第一次有機會在健美界嶄露頭角，但是必須放棄軍隊的訓練，回國後將面臨嚴重後果。他每天晚上不停思考這個問題：真的要冒著入獄的風險去參加健美比賽嗎？這一切真的只是瘋狂的幻想嗎？

不，不是。他決定了：「雷格・帕克做得到，我也能做到。」當他在夜裡閉上眼睛，看到自己站在舞台上，跟雷格・帕克一樣獲得勝利，就知道自己必須離開。於是他偷偷溜出軍營，躲在一列載貨的火車上，經過二十六小時顛簸的旅程，終於到了比賽會場。他跟別的選手借來一條泳褲（他自己沒有），慢吞吞地走上舞台，笨拙地在一臉懷疑的評審和觀眾面前擺出幾個姿勢。

然後他贏得了冠軍。

這是一個轉折點。阿諾有了可以自豪的事蹟，證明自己或許沒那麼傻。但問題是，他還是奧地利的現役軍人。後來他試圖偷偷溜回軍營，卻失敗了，受到上級的嚴厲斥責，還被單獨監禁。

長官們冷靜下來之後，才詢問阿諾是否真的奪得冠軍？他回答：「是的。」還不忘討好地補充道：「這都要感謝長官平日的嚴格訓練。」軍隊長官身為最看重紀律的人，欣然接受了阿諾的說法，並一同分享他的勝利，甚至表揚他為模範新兵。

從那時起，一直到服完兵役，阿諾不斷強化、鍛鍊、雕塑自己的身體。後來，他像風暴一樣席捲健美界，短短幾年，不僅登上健美運動的最高寶座，還讓這項運動從不起眼、次等的嗜好，變成迷人的身體美學殿堂。

不過，成為世界上最棒的健美運動員只是計畫的第一階段，接下來要征服的是大銀幕。於是阿諾去了美國，卻在那裡遭到輕視。好萊塢的守門人說：「你的口音太重，肌肉太大，名字又很奇怪，不會紅的。」還叫他要現實一點，別肖想了。

一如往常，阿諾完全不理會這些批評，反而勇往直前。一九七〇年，他獲得第一個演出機會，在一部低成本的喜劇片——《大力神在紐約》（*Hercules in New York*）中扮演大力神海克力斯（就像命中注定一樣）。後來因為一九八二年的賣座電影《王者之劍》（*Conan the Barbarian*）而一舉成名，接著又陸續拍了《魔鬼總動員》（*Total Recall*）、《魔鬼終結者》系列（*Terminator*）等經典作品。到目前為止，阿諾拍過的電影總票房已經超過十億美元，讓他成為史上最成功的動作

電影明星之一。

阿諾競選加州州長的過程也差不多：大家都說沒辦法、絕對不可能，然後他輕易獲勝。對於一個充滿幻想、沒有人相信他會（甚至可能會）有任何成就的奧地利孩子來說，這樣的表現不算太差。

他的故事說明了，為什麼健身房帶給我們的不只是肌肉和力量，也帶來更豐富的生活。我們每天出現在健身房並專注訓練，不僅改變了體格，也改變了生命。

這就是被譽為「奧地利橡木」的阿諾・史瓦辛格的故事。你呢？你最想玩什麼遊戲？最重視什麼？有哪些優點？最想成為什麼樣的人？

思考這些問題時，請不要小看自己。別聽信那些讓你限縮夢想的藉口。別讓現在的你熄滅那道微光，阻礙你變成更好的人。別忽略內心深處的聲音，時間是不等人的。

## 延伸閱讀

**《大膽思考的力量》（*The Magic of Thinking Big*），
大衛・舒茲（David Schwartz）著**

# 現在就這樣做

你健身的目的是什麼？為什麼這是值得投入的遊戲？是什麼原因讓你持續下去？思考這些問題，並寫下答案。

這為什麼重要？對你的意義是什麼？你會獲得什麼好處？思考這些問題，並寫下答案。

這些事情為什麼重要？對你來說意味著什麼？這些事情有什麼特別之處？寫下答案。

繼續問自己「為什麼」，直到被你寫的內容打中——眼中閃爍光芒，忍不住說：「沒錯，**這**就是我健身的原因！」把它寫下來。

如果你好奇的話，下列是我對這些問題的答案：

你健身的目的是什麼？為什麼這是值得做的事？是什麼原因讓你持續下去？

讓自己看起來很棒、心情愉快、保持健康。

這為什麼重要？對你的意義是什麼？你會獲得什麼好處？

當你喜歡鏡子裡的自己，當你精力充沛又健康，當你不用擔心生病或失能，生活才會更美好。

這些事情為什麼重要？對你來說意味著什麼？這些事情有什麼特別之處？

　　我想做好生活中各個層面的事，像是自我成長、事業、愛情、友情……等等。把自己的身體照顧好，會讓這一切比較容易，但如果忽視身體就比較難兼顧這些事了（就算不是完全做不到）。

　　另外，我想成為某種類型的人，體現我敬佩的價值觀和理想，像是誠實、正直、勤奮、堅韌和獨立。身體就是性格的展現，所以照顧好身體與培養正向性格息息相關。

　　所以我健身不只是為了更好的體態，更是為了努力朝每一個目標和理想的自己前進。

第 2 章

# 深入檢視──
# 你願意做到什麼程度？

別讓現在的你犧牲未來的自己。

──喬登．彼得森，《生存的 12 條法則》（*12 Rules for Life*）
作者

許多年前，傳奇的高爾夫球好手蓋瑞．普雷爾（Gary Player）在練習場擊球，一旁觀看的群眾紛紛發出讚嘆聲。

觀眾席上有人大喊：「老兄，如果能把高爾夫球打得跟你一樣好，我願意付出任何代價。」

蓋瑞走到那個人面前，平靜地說：「不，你不會的」。

「會，我會。如果能打得跟你一樣，我願意做**任何事**。」

　　這位名人堂成員又重複一次：「不，你不會。你不會願意做那些事的。你必須每天早起打五百顆球，直到雙手流血。然後停下來，手上纏好繃帶，再打五百顆。隔天早上，你又站在球場上，手都磨破了，幾乎拿不穩球桿，但還是從頭再做一遍。如果你能忍受這種痛苦，經歷足夠的時間之後，就能打得跟我一樣。」

　　那個人驚訝得不發一語——蓋瑞說中了，他絕對做不到這種程度，而且想不到專業球員竟然還得這麼努力。他跟許多人一樣，以為傑出的選手是靠天賦與命運之神的眷顧，平順地登上職業顛峰。

　　美國文化特別迷戀這種神話。我們瞧不起工作狂，卻欣賞天賦異稟的神童輕鬆、優雅地成就大事的故事。我們看到電影《心靈捕手》（*Good Will Hunting*）這一幕時會激動不已：麥特‧戴蒙扮演的角色瞧不起連麻省理工學院最聰明的人都解不開的數學證明，他說：「你知道這對我來說有多簡單嗎!?這他媽的是個笑話！」當產業巨頭將成功歸因於自己的血汗努力，我們對此嗤之以鼻，並幻想有一天偶然發現自己潛在的超能力，把我們送到通往名利雙收的快車道。

　　雖然我們很想相信這種傳說，但事實不是這樣的。雖然有些人比其他人更適合從事某種工作，但數十年來，關於人類表

現的研究已經非常清楚地表明：在發展成就的過程中，「先天」的才能和「後天」的環境因素都只扮演次要角色。

　　舉例來說，在十五世紀的文藝復興時期，佛羅倫斯孕育了非常多位傳奇藝術家，他們在那裡工作和生活，包括達文西、拉斐爾、布魯諾萊斯基（Brunelleschi）、米開朗基羅、維洛其奧（Verrocchio）、多納太羅（Donatello）等。為什麼？

　　無論基因或環境因素都無法單獨解釋這個現象。這麼多優秀的 DNA 是如何在短短幾世代內聚集在同一個地方？佛羅倫斯動盪的政治和經濟環境又如何助長頂尖藝術的實踐及發展？如果先天和後天理論都不能解釋這個現象，那是什麼原因導致該地區在藝術上的蓬勃發展？

　　在文藝復興時期，佛羅倫斯的年輕男孩通常會去工匠組織當學徒，接受技藝精湛的藝術家的監督指導。以米開朗基羅為例，他六歲去當學徒，從砌石頭開始做起，然後練習素描和壁畫。達文西則是直到四十六歲時，因為《最後的晚餐》這幅壁畫才「大放異彩」，展現出創作天賦——這不是遺傳得來的，而是經過數千小時的艱苦工作才鍛造而成。

　　今天有多少人會一邊讚嘆米開朗基羅的《大衛像》、達文西的《蒙娜麗莎的微笑》，一邊喃喃自語說願意付出任何代價，只求能雕刻或畫出這樣的傑作。有多少人強烈渴望一個新

的身體、工作或伴侶，並宣稱願意做任何事，只為緊緊抓住成功的機會。不，這些人並不會。他們不會拿起錘子敲打、拿起顏料作畫，直到手或眼睛流血，又再度拿起錘子和顏料。他們不會每天清晨離開被窩，在寒冷的黑暗中鍛鍊身體。他們不會為了讓自己**值得**擁有更好的工作、伴侶或生活，而持續努力到深夜。

相反地，他們積極躲避困難和讓人不安的事物，只憑感覺和衝動過日子，還責怪生活中的挑戰很不公平、別人的批評很傷人。他們不喜歡過程和典範，只喜歡捷徑和「祕技」。他們不想在春天播種、夏天施肥、秋天收割，只想逃避、偷懶、不勞而獲。

簡單說，他們缺乏自律，無法用今天的享樂和滿足，換取明天的安穩和成就感。如果他們想到自己的未來，則會過度樂觀地設想最好的情況，而不是最可能的結果。

不過，這種可悲的處境是可以理解的，因為事實上，維持「自律」很困難，也許是世上最難學習的技能之一。我們天生都是有缺陷、且意志不堅的生物，不具備嚴格的自我控制能力，而習慣隨心所欲地追求新奇和刺激的事物。我們體內最強大、原始的部分，會愉快地重複播送自己想聽的話，而不是告知還有多遠的路要走。

怎樣才能戰勝這種根深蒂固的內建程式呢？

首先，可以評估自己對「**犧牲**」的態度。雖然我們在日常生活中總會說自己想做很多事，但如果不願意做出對應的犧牲，就只是在自欺欺人。

英格瑪・柏格曼（Ingmar Bergman）是瑞典導演和製作人，一共拍了超過六十部電影和紀錄片、一百七十部戲劇，被公認為有史以來最偉大、最有影響力的電影製作人之一。

柏格曼在一九六四年接受採訪時提到：「你知道拍電影是怎麼一回事嗎？為了拍攝三分鐘的畫面，每天辛苦工作八小時。在這八小時裡，幸運的話，可能會有十到十二分鐘是真正的創作，而且很可能根本不會有，你就要準備再花八小時，並祈禱這回至少有精彩的十分鐘。」

在普立茲獎得主托妮・莫里森（Toni Morrison）大部分的寫作生涯裡，她白天是藍燈書屋的編輯，兼職在大學講授文學，而且還是個單親媽媽，必須獨自撫養兩個孩子。一九九三年，她在《巴黎評論》（*Paris Review*）的專訪中提到：「我沒辦法定期寫東西，從來就做不到，主要是因為我一直要朝九晚五地工作，所以只能趁空檔趕快寫，或是在週末和天亮前才有足夠的時間可以寫作。」

愛爾蘭作家詹姆斯・喬伊斯（James Joyce）估計自己花了

將近兩萬個小時才寫完《尤里西斯》（*Ulysses*）。**兩萬個小時**，這相當於整整七年，每週工作七天，每天工作八小時——只為了完成**一本書**，而這本書最終成為史上最受推崇的小說之一。

蕭邦的作品不但創新、細緻入微，而且在技術上頗具挑戰性，他因此成為史上最偉大的作曲家和鋼琴家之一。但蕭邦的創作過程卻不像其傑出的作品那麼和諧流暢。

他在沒有預料或刻意尋找靈感的情況下，腦海會自動浮現一個旋律或曲調。然後他會把自己關在房間裡幾天，絕望、悲慘地試圖寫下腦袋裡的東西。

他反覆修改那些小節好幾百次，所有東西都寫了又刪掉重寫。有一次，他花了六週停留在同一頁，才完成第一次創作的內容。他哭泣、踱步、摔筆，每天都努力地尋找動力，好讓自己離開床鋪並堅持下去。等到他終於寫完一首樂曲，卻常常因為成果無法貼近最初的想法而懊惱不已。

我不是柏格曼、莫里森、喬伊斯或蕭邦，卻能體會他們的痛苦掙扎。我曾經連續好幾個月每週工作八十個小時，也犯過嚴重錯誤，讓我必須付出鉅額代價。我經歷過組織與後勤方面的危機，還差點因此而破產，也曾投入大量時間、精力在一些計畫上，它們最後卻不如預期或中途夭折。

　　但是我學到一點：如果更願意為自己的目標犧牲，就更不需要完美才能成功。我只需要做夠多正確的事，並持續夠長的時間。

　　所以，你想擁有好身材？

　　很好。但你願意為此犧牲什麼？每天去健身房而不是在家看電視？不再吃那麼多最愛的「錯誤」食物？為了鍛鍊付出一切？

　　換句話說，你是否願意犧牲自己**想**做的事，改做**應該**做的事？

　　如果你無法毫不猶豫地給出肯定的答案，就不是真的渴望擁有好身材，也永遠無法實現這個目標。記住，沒有什麼比半途而廢更失敗的了。

　　我們的文化似乎已經忘了這條基本的生活法則，許多人反而認為生活就該追求享樂，所以不斷尋求逃避身心痛苦的方法。就連坊間的自助書都用溫柔、討好的語氣安慰我們，讓我們相信自己目前的樣子就很好了，只要有足夠的正向思考和自我對話，宇宙就會以富足和幸福回報自己。

　　這點與古代形成強烈的對比。古時候，獻祭是一種取悅眾神的神聖行為，且會獲得上天賜福，像是豐收、戰爭勝利，或赦免個人的罪行。例如在日本，人們相信在湍急的河流上獻祭

一個女人，就能夠滿足住在那裡的鬼神，讓橋樑得以建造、船隻安全通行。在《聖經》中，上帝為了人類的罪惡而犧牲祂的獨子。在希臘神話中，阿伽門儂（Agamemnon）在出海遠征特洛伊的途中，殺死自己的女兒以換來順風。而中美洲那些偉大文明則藉由殺死人民、搗爛食物、淹沒金銀財寶來償還對神的債務。

現代社會把這些作法和故事，當成從前野蠻、迷信的遺俗。雖然我也不認為應該在明年一月許下新年新希望時割斷一隻羊的喉嚨，但如果真的這麼做會發生什麼事？如果必須把鮮血灑在諾言上，你會更認真看待它們嗎？如果每個人都必須這麼做，社會將發生什麼改變？

重點是，我們已經看到數千年來各種成功與失敗的例子，並藉由歸納、整理這些發現和觀察，學到了寶貴的一課：贏的人知道要做出正確的犧牲，輸的人則不知道。

這是一個無情、讓人難以接受的想法，但也很強大，且能帶來力量。因為它表達的是：如果願意全力以赴，沒有人知道你能做到什麼程度。但它也是一種警告：生活充滿危險和痛苦，各種情況最後都可能走向混亂的局面，並帶來惡果。如果想盡量避免災難，最好現在就做出適當的犧牲，免得將來被迫做出更艱難的犧牲。

那應該做什麼類型的犧牲？

從最理所當然的事情開始：停止做那些我們明知道自己不該做的事——一旦不做那些事，就會立刻讓生活變得更好。你知道的，比如說吃太多甜食或速食；喝太多酒或服用太多毒品；花太多時間看電視、打電玩、滑手機；買太多不需要的東西。

無論你的「不該做」清單是什麼（每個人都有一個），花幾分鐘想像一下，如果犧牲對自己有害的那部分，在接下來的一年，生活將會發生什麼改變。

現在再想像一下，如果再加上犧牲必要的時間、注意力、精力，去做你知道自己該做的事（健康飲食、規律健身、更努力地工作、提升自己的知識、做好金錢管理和存錢……等等），未來會是什麼樣子。

如果這些全做到了，那會發生什麼事？你可以達到什麼樣的高度？

二〇一二年，我自己出版了一本小書《美國第一健身強人，科學化鍛鍊全書》。當時我不抱任何期待，也沒有任何偉大的計畫，更從來沒想過這本書會（甚至可能會）賣出三十五萬冊（而且持續增加中），並成為史上最暢銷的自助出版健身書之一。當時我也不知道自己還會再寫出其他幾本暢銷書，總

銷售量超過一百萬冊,後來還組建了一個團隊,打造一個市值數百萬美元的集團,經營的項目包括:傳統與數位出版、營養補充品、個人教練、軟體開發等等。

我只知道自己應該寫那本書,所以就寫了。在我的職業生涯裡,每一次的接連發展都是依循同樣的哲學與直覺。一旦我決定要做出一個理想的成果,就會盡量把時間花在有助於達到目標的事,少做一些會阻礙目標的事。

有大量文獻支持這種關於「犧牲」的觀點,最經典的例子就是「棉花糖實驗」──現在已經成為誘惑、意志力和堅毅的代名詞。

一九六〇年代,史丹佛大學的心理學教授沃爾特・米歇爾(Walter Mischel)首度進行這項實驗。米歇爾跟研究生找來幾個兒童,讓他們選一種自己最喜歡的零食(棉花糖、薄荷糖或蝴蝶餅),並告知:如果馬上吃,只能吃一個;如果晚一點再吃,就可以吃兩個。接下來,研究者讓每一個兒童都獨自跟零食一起待在房間裡,並告訴他們如果無法繼續等待就大聲說出來。然後,研究團隊便暗中觀察這些兒童會如何自我控制。

不用說,大部分的兒童會馬上吃掉零食,有些人等了一下子,還是忍不住吃了。有些人則會想辦法轉移自己的注意力,像是唱歌、玩椅子等等,堅持等到研究者返回房間。

幾年後，米歇爾的團隊對這群兒童進行追蹤調查，結果發現相較於無法等待的兒童，那些能夠延宕滿足的兒童明顯擁有較好的生活。他們的大學入學考試、教育水準、身體質量指數（BMI）、人際關係都比較好，在各種生活指標，如毅力、創造力、遠見等方面，得分也比較高。[1]

這類研究被批評不足以類推到更廣泛的結論，但我認為其中的要點是正確的：願意犧牲當下的滿足換取未來的獎勵，跟「有能力創造更美好的生活」高度相關。

那麼，是什麼阻礙了我們這樣做？

大多數人會說自己只是缺乏意志力或自制力，但並非那麼簡單。雖然行使意志和自制力會受到基因與教養的影響，但這種能力並不是人類生物學中無法改變的部分。我們可以藉由自己的「選擇」（心態、決定和環境）而帶來極大的影響。

例如，相較於選擇相信自己缺乏自制力，那些選擇相信自己有無限自制力的人，則能夠好好管理自己的行為。許多研究已證實這一點，例如荷蘭馬斯垂克大學（University of Maastricht）的研究者曾要求受試者進行一項挑戰：一邊觀看讓人不舒服的影片，一邊控制臉部表情。[2]

實驗組被告知這種練習有助於提升力量，控制組則被告知這種練習會消耗能量。看完影片後，所有受試者都接受握力測

試。結果呢？實驗組的表現明顯較好。

史丹佛大學的研究者也發現類似的結果：那些相信艱難的認知活動並不會耗損腦力的學生，在繁重的課業壓力下，不僅自制力沒有下降，期末考的表現也較好。反之，認為意志力是有限資源的學生，則自述吃下更多不健康的食物、更會拖延，準備考試時也更辛苦。[3]

另外，研究顯示，避開需要抵擋誘惑的情境能夠提升自制力。[4]

譬如，如果你想去一個聚會，但不想喝太多，可以選擇坐在離飲料供應處遠一點的地方。如果你去餐廳吃飯，又正好在節食，可以叫服務生不要給你甜點菜單，或不要把甜點推車送過來。如果你想要專心念書或工作、不要因為手機而分心，可以把它調成靜音，並放在另一個房間。

雖然這些方法都很好，但可能沒有一個特別吸引你。我們都清楚知道，如果自己真的被逼到絕境，大概不會想要選擇死在每天努力攀登的任何一座小山丘上。

那麼，到底是什麼在阻礙我們？

對很多人來說，犧牲「不確定的未來獎勵」以換取「明確的當下滿足」比較容易。換句話說，為了不確定的東西而犧牲明確的東西是很困難的。這就是為何我們今天就想要享受垃圾

食物，而不是為了明天能夠更健康而犧牲它；選擇投入沙發的溫暖擁抱，而不是健身房的艱苦訓練；吸收無腦媒體的內容，而不是閱讀有意義的書籍、文章。

這種把未來收益折現的傾向是人的天性，至少部分是因為人的祖先為了生存，必須執著地追逐眼前的獎勵──他們根本無法想像工作數年、甚至數十年之後才能有收穫。

更糟的是，當那些人最後面對自己卑劣欲望的爛果園，他們會怎麼做？反思那些讓自己成為失敗者的糟糕決定嗎？不太可能。相反地，他們會抱怨這一切（規則、競爭、結果）是多麼艱難而且不公平，並嫉妒別人的勝利。

瑞·達利歐（Ray Dalio）在二○一七年出版了一本精闢的回憶錄暨行動指南《原則》（*Principles*）。這位億萬富翁、避險基金傳奇在書中提到：

> 為了擁有最好的生活，你必須：
> 知道什麼是最好的決定，而且
> 有勇氣做出這些決定。

我認為最好的作法就是「分析自己每天做的決定」，並問問自己正在參與什麼遊戲、表現得如何，然後適當地調整自己

投入的時間、注意力和精力。

這樣做並不自在，因為需要自我覺察、誠實、知識、遠見和自律。但為了它能帶來的獎勵，我們可以學習欣賞、甚至享受這個過程——事實上，如果能堅持下去，這幾乎會自動發生。因為不管一開始的感覺有多奇怪，一件事只要做得越多，就讓人越喜歡它、越想持續下去。

以下研究可作為論證：一九六八年，羅伯特‧扎榮茨（Robert B. Zajonc）發表的開創性研究顯示，「重複曝光」於任意刺激，就會對其提升好感度。[5] 這適用於無意義的詞句、人臉、象形文字等視覺刺激，以及聲音、味道、想法和各種社交互動。

至少從同一時期開始，行銷人員和政客都知道了重複曝光的強大效應，這說明了他們為什麼要花大把金錢，一遍又一遍地重複簡單的口號、曲調和訊息。因為民眾看到和聽到越多次他們要表達的內容，就會越熟悉、越接受那些產品、服務和想法。

這就是為何保險公司蓋可（GEICO）每年要花超過十二億美元，製作並投放看似愚蠢、但不容易忘記的廣告，而廣告內容卻跟投保的好處相關不大。這也能說明為何政黨如此堅持黨員都要保持「口徑一致」，並盡量公開、頻繁地重複相同的談

話重點。

　　而對本章討論的主題來說，重複曝光效應意味著：雖然在一開始，犧牲當下的滿足可能會很困難、很煎熬，但只要做越多，它就會變得越容易。這只是一種習慣，就像建立其他習慣一樣，需要時間適應。具體來說，研究顯示新習慣要花幾週、幾個月或更長的時間來建立。多數人大約需要六十六天才能夠內化新的行為模式。[6]

　　所以，關鍵在於熬過前兩個月。另外，可以運用一些心理「技巧」來增加成功機率。

　　面對誘惑，一個方法能有效防止自己做出違反長期利益的舉動，就是把你的選擇看成「放棄長期獎勵，轉而追求眼前誘人之物」的行為。請花一點時間想像一下：享受最後的收穫，沉浸在自我控制的成果中是什麼感覺。然後問問自己，是否願意為了當下任何形式的立即滿足所帶來的短暫快樂，而放棄這一切？你覺得這個交易如何？值得嗎？

　　假設你打算減掉七公斤，而眼前有一份你最愛的甜點。這時你可以閉上眼睛一分鐘，想像自己已經達到目標體重，感受一下衣服有多合身，描繪出在鏡子裡看到的新體態，聽聽朋友和愛人的讚美。現在睜開眼睛，問問自己：「我要的是那個結果，還是一堆糖類和脂肪帶來的短暫歡愉？」或許那份甜點看

起來就沒那麼好吃了。

這種思路不但能克服誘惑，還強調一件事實：每一個違規行動都會帶來真實的報應。但是，懲罰通常不會很明顯或馬上感受得到。它就像一團逐漸成形、默默累積的雷雲，直到未來注定的那一刻，就會向我們發洩壓抑已久的怒火。於是出現了被診斷為精神耗弱的老菸槍、心臟衰竭的貪吃鬼、受罪惡感折磨的騙子、自尊盡失的廢人。

同樣地，每一個勇敢的行動，雖然可能不會馬上看到具體的好處，但這些好處也會累積起來，總有一天以各種方式顯現。不過，做對的事通常有個立即的收穫：對自己的選擇滿意──這是一種「情感獎勵」（emotional reward）。

行銷老手會利用這種心理現象，採取所謂的「階梯法」（laddering）技巧，說服民眾只要購買一項產品或服務，就會立刻獲得自己想要的感受。

例如，要銷售速度更快的行動裝置，手機公司會一步步說服你：更快的處理器表示等待時間更短，等待時間更短表示能完成更多事，完成更多事表示覺得自己更能掌控、更有力量。總之，廣告的目的就是說服你，一旦買了速度更快的手機，就會立刻享有一種明確的情感獎勵──覺得自己有主導權。

我們可以善加利用這種心理戰術。雖然做出正確決定的具

體獎勵會被延宕，不確定感也很強，但情感獎勵卻經常是立即且明確的。把注意力放在情感獎勵上，就能夠強而有力地控制自己的行為。我們可以想一想減菸、減酒、持續控制飲食或規律運動帶來的**感受**，而不是這樣做對身體有什麼好處。想一想看到自己的存款增加或債務減少的**感受**，而不是這對淨資產或財務彈性的影響。想一想減少瀏覽社群網站或看電視的時間會有的**感受**，而不去思考如何空出時間去做其他有意義的活動。

還有一種方法能夠阻斷一時的欲望，就是把誘惑你的東西放在看不到的地方。這個方法之所以可行，是因為如果看不到立即的報酬，人的原始自我就不會那麼興奮，也就更容易拒絕它。

舉例來說，伊利諾大學（University of Illinois）進行的一項研究發現，相較於把糖果放桌上，把糖果放抽屜的辦公室員工吃掉的糖果比較少。[7] 打開抽屜拿糖果不會比伸手去拿桌上的糖果困難，但把甜食放在視線之外有助於忘掉它的存在。

劍橋大學（University of Cambridge）的一項研究也得到類似結果。[8] 該研究包含兩個實驗，受試者一律被告知正在進行「放鬆與人格特質」的研究，並且要在房間裡（放有雜誌和糖果）待十分鐘。

在實驗一，A 組受試者跟糖果的距離比較近（大約二十公

分），B 組受試者距離糖果稍微遠一點（大約七十公分）。結果發現，B 組受試者平均吃掉的糖果比 A 組少了四〇％。

在實驗二，受試者要先接受一項記憶測驗（為了造成心智疲勞），其餘操作則跟實驗一相同。結果也是一樣，這表示吃糖果跟認知資源消耗無關，只跟接近性（proximity）有關。[8]

另外，你也可以在放縱之前先強迫自己等十分鐘，這樣的時間可能不算太長，但普林斯頓大學（Princeton University）進行的研究顯示，這會大大改變你對情境的感知。[9]

簡單說，你腦中想獲得立即滿足的那一部分**現在**就想放縱，但如果你決定再等個十分鐘，它看到的就不再是立即滿足，而是未來獎勵，這能讓你冷靜下來，並做出更明智的選擇。

所以像先前討論過的甜點危機，如果十分鐘的等待（加上想像岌岌可危的未來獎勵）也不足以抑制放縱的欲望，那乾脆就吃吧——但不要一開始就這麼做。

反過來，你其實有一個對抗拖延症的強大方法：只花十分鐘做自己逃避的事，時間一到就立刻停止。這麼一來，你很有可能會想持續下去！

另一個訓練意志力的有效方法是「預先承諾」（precommitment），這會讓你立刻採取行動來強化自己對某個行為的

態度與決心，並且能避免你偷偷做一些自我阻礙（self-sabotage）的事。

就像尤里西斯命令手下把他綁在船桅上，確保自己不會被海妖美麗的歌聲給迷惑，你也可以建立一個制度，讓自己不受原始自我的影響。適當運用預先承諾策略，就能落實防禦措施，而且幾乎不會失敗。

比方說，如果你一直上網而耽誤工作，就可以下載一個叫做「冷火雞」的軟體（www.getcoldturkey.com），它會關掉一些特定的網站或應用程式，或在一段固定的時間內完全切斷網路。

如果你很難持續控制飲食，就可以預先丟掉家裡所有誘人的垃圾食物，並且不再買它們。你也可以每天準備健康的午餐帶去上班，或是在減重比賽網站（例如 www.dietbet.com）下注。

如果你想規律地去健身房訓練，就可以預先繳交一年會費，而不是按月付費。你也可以註冊一個線上教練課程。

還有一個使用預先承諾策略的網站，已經成功幫助數萬人達到目標，即 stickK（www.stickk.com）。

你可以在 stickK 上設定目標、達成時間，以及下注金額，並決定失敗的後果（例如把那筆錢捐給慈善機構，或甚至捐給

自己討厭的組織——這可能更有激勵作用）。你還可以指定一位「裁判」監督進展、確認回報紀錄的真實性，並邀請支持者為自己加油。

所以請記住：每一天、每一刻，我們都在犧牲時間、精力和注意力。但你做的是正確的犧牲嗎？這些犧牲換來的是獎勵或是報應？這些犧牲必然會使事情變得更好嗎？

你是否不再倦怠、不再渴望安逸和舒適，並努力培養自律，把心思和精力都集中在未來的利益上？或者你還是像小孩一樣，目光短淺地屈服於原始本能。你在跟未來進行適當的交易，還是在作賤自己？

這些都是我們必須定期反思的問題，而我們最後打造出的身體與生活，就是這些問題的答案。

幾年前，我在 Podcast 訪問了作家及前海豹部隊隊員馬克‧迪范（Mark Divine），他分享了自己在惡名昭彰的「地獄週」的經歷：在那個訓練階段，新兵必須名符其實地「活」下來，才能進入下一輪訓練和選拔。

這個考驗只有一個目的——讓人的身體、心智和精神崩

潰。馬克在最初幾天就害怕自己撐不下去，他毫無準備地面對惡夢般的情境，包括嚴重睡眠剝奪，以及在加州科羅納多（Coronado）寒冷的海邊持續奔跑、划船和翻滾。另外，以淘汰隊伍中的弱者為己任的教官，還會殘酷地恐嚇他們。

馬克的長官每個小時都提醒他：「只要你搖鈴退出，所有的痛苦就會結束。」救贖總是近在眼前。所以，當馬克在洶湧的海浪中渾身發抖，他不得不思考：我有多想成為特種部隊的一員？這樣做值得嗎？

馬克在訪問中說：「我決定要堅持到死，然後事情就簡單多了。我死了嗎？沒有，那就繼續前進。」

許多人以為設定和實現目標的「祕訣」，在於問正確的問題並找到答案。那些人錯了，這只是相對容易的部分。祕訣其實是面對答案。

你願意承受多大的痛苦？你願意犧牲什麼？你願意持續多久？

要知道：事情永遠比你想的還要困難。需要花的時間、努力和精力，永遠比你願意付出的還要多。總是會面臨許多誘惑而游疑不定，超過你以為自己能克服的程度。總是會遭受更多挫折和打擊，讓你覺得很不公平。

如果你能跨越上述阻礙，那麼除了死亡，沒有任何東西可

以阻止你。

## 延伸閱讀

**《生存的十二條法則》，喬登・彼得森著**

## 實用工具

 幫助你集中注意力的Cold Turkey

 減重比賽網站DietBet

 幫助你運用預先承諾策略的stickK

# 現在就這樣做

為了未來而犧牲現在，這是一種可以練習的技能，而且就像其他技能一樣，只要練習得越多，就會做得越好。如果在這方面做得越好，在其他生活領域也會表現得更優異。

為了開啟這個進步的過程，請接受下列為期一週的挑戰，每一天都要犧牲一些你喜歡或享受的東西，並改做其他事。這或許不會讓你的神經元開心，但絕對會讓它們變得更堅強。

### 第一天
### 沖冷水澡

科學研究發現，沖冷水澡不會幫助你快速燃燒脂肪、提升睪固酮濃度，也無法提高健身後的恢復速度、增強免疫力，更不會讓皮膚和頭髮更有光澤。但它絕對有一個作用[10]：

讓你非常不舒服。

所以這很適合作為第一項挑戰。具體來說，要做的步驟有：

1. 把浴室的水龍頭轉到最冷，打開水龍頭並讓水流幾分鐘（確保水溫夠低）。

2. 先讓你的頭部適應水溫，然後慢慢用冷水沖身體，但不要從腳趾先開始。

3. 持續至少三分鐘，並移動一下蓮蓬頭，確保全身都有淋到冷水。

4. 可選項目：挑戰成功後，沖個熱水澡獎勵自己。但如果你也願意犧牲熱水澡，就可以省略這個步驟。☺

## 第二天
### 不攝取任何咖啡因和精製糖

咖啡因跟糖是生活中不可或缺的兩樣東西，這就是為什麼你要戒掉它們一天。

你必須持續二十四小時**完全**不喝咖啡或含咖啡因的茶，也完全不碰任何形式的精製糖，像是蔗糖、高果糖玉米糖漿（HFCS）、濃縮甘蔗汁（evaporated cane juice）、葡萄糖。

## 第三天
### 數位排毒——遠離所有電子產品

用淨化、茶飲、營養補充品來幫助身體「排毒」——這種

概念根本是騙人的把戲。但是，在一段時間內完全不使用任何科技產品，藉此定期「數位排毒」，則是非常值得的事。

例如研究顯示，減少使用電子產品有助於改善睡眠、降低自戀程度、促進心理健康，而且能幫助我們跟電子產品保持健康的關係。[11]

**作法**很簡單：在這二十四小時內完全不使用任何科技產品，包括智慧型手機、平板、電腦、電視，以及其他任何有電子螢幕的東西。

這顯然在週末最容易做到，所以你可以從週四或週五開始這個為期一週的挑戰（或跟其他天的任務交換，好讓這項任務能排在週六或週日）。

## 第四天
### 不吃過度加工的食物

你不用強迫自己做到「淨食」來維持精瘦、肌肉強壯和健康。只要攝取的熱量大部分是來自營養豐富、相對未經過加工的食物，那就對了。

但不幸的是，大多數人都做不到這一點，反而吃進太多低品質、缺乏營養的食物。所以這一天的挑戰是：在這二十四小

時裡都要吃得營養一點。

　　具體來說，這表示你必須吃簡單而且「健康」的食物，如蔬菜、水果、全穀、堅果或種子、豆類、精益蛋白質（lean protein）——即必須自己準備和烹調的食物。

　　如果你希望這項任務簡單一點，可以前往下列網址獲得免費資料，找到淨食計畫，並按照計畫進行：www.workoutmotivationbook.com/bonus。

## 第五天
### 進行一小時的有氧運動

　　就算你已經定期在做重量訓練，還是能從有氧運動（或心血管運動）獲益。

　　進行有氧運動也可能很痛苦，所以這一天，你要做足一個小時。

　　請自行決定有氧運動的類型，重點是一定要有難度。所以，如果你體脂過高，這天或許可以考慮走路一個小時。如果你的身體很健康，那或許可以跑步一個小時。

　　旅途愉快！

## 第六天
### 早起

如果你在 Quora 或 Reddit 這類網站上，讀到一些關於個人轉變的故事，很快就會發現它們大多跟「早起」有關。

為什麼？

因為早起讓人：

1. 把被動等待時間流逝的「停滯期」（dead time），變成主動參與生活、做有意義的事的「活躍期」（alive time）。如果你早睡早起，自然就會少做一些自己覺得不該做的事，多做一些對自己重要的事，例如健身、閱讀、設定目標、冥想、工作或寫日記。

2. 體驗到寧靜的快樂。清晨時光安靜且平靜，沒有孩子或嬰兒的哭鬧聲，沒有汽、機車呼嘯而過的轟隆聲，也沒有機器運轉的嗡嗡聲。

3. 欣賞到美麗的日出。大自然每天都用令人讚嘆的朝霞迎接我們，有藍、紅、橙、紫等美麗色彩，錯過是一種遺憾。

4. 更有效率。就算你不是「晨型人」，還是可以早起。一旦你這麼做，就能更有效率地完成每天的工作。就是這

樣。如果你在辦公室和生活中的干擾開始高速運轉之前，先做最重要的工作，就會驚訝地發現自己在最有意義的項目上有了很大的進展。

所以在這美好的一天，請你比平常提早一個半小時起床（基於身體自然的睡眠週期，這應該會比提早一小時或半小時更容易），然後善加利用這段時間。

以下幾點建議有助於成功挑戰這個項目：

1. 比平常提早兩個小時上床睡覺。

   這項挑戰的基本概念並不是剝奪睡眠，而是體驗早起和充分休息的好處。

2. 把鬧鐘放在離床鋪遠一點的地方。

   如果選擇小睡片刻，機會就偷偷溜走了。強迫自己下床去關掉鬧鐘，你就會醒過來。

3. 關掉鬧鐘後離開臥室。

做什麼都可以，但不要讓大腦把你騙回床上睡覺。強迫自己離開臥室。

## 第七天
### 深度工作

「注意廣度」（Attention spans）可能不像許多人以為的那樣快速下降，但毫無疑問，我們經常有大量內、外刺激在爭奪自己的注意力。[12]

這讓許多人更容易分心。研究顯示，大腦如果越習慣順應要求去轉移注意力，就越難忽略這些刺激，也越難專心。[13]

卡爾．紐波特（Cal Newport）在二〇一六年出版了一本激勵人心的著作——《深度工作力》（*Deep Work*），其中提到：

> ……分散注意力本身並不會讓大腦的專注力下降。相反地，如果不斷從低刺激／高價值的活動切換到高刺激／低價值的活動，那麼，只要有一點點無聊或認知挑戰的跡象，大腦就學到一件事：永遠不要忍受新鮮感的缺失。

同樣理所當然的是，如果想在這個世界出人頭地，絕大部分取決於是否能夠管理自己的注意力。我們日復一日、年復一年所關注的事情，最後會直接影響自己將成為什麼樣的人、學到什麼知識、有什麼成就，以及結交什麼類型的朋友。

　　所以紐波特要我們訓練高度專注力，擺脫分心的渴望——這就是本項挑戰的目標，它會讓你做一點「富有成效的冥想」。

　　具體來說，我希望你找一段進行身體活動（例如散步、慢跑、洗澡）而不是心智活動的時間來執行這項挑戰，然後把注意力集中在一個明確的議題、機會或問題上。

　　你專注的主題可以是專業性的工作，像是整理一篇文章的重點、擬定一個行銷計畫、修正一個商業策略。也可以是個人事務，像是如何跟伴侶溝通、建立新的飲食或訓練計畫、想辦法省錢。或是任何其他完成或解決後會改善生活的事。

　　不論你選擇專注在什麼事情上，這項挑戰的目標是在十五分鐘內（或更久一點）只能想那件事，並盡可能完成或解決它。

　　一開始你可能會覺得很困難，注意力也許會飄走、跑出許多雜念，或是恍神，這些都沒關係。只要輕輕提醒自己以後再去想腦海中出現的任何東西，然後讓注意力重新回到原本專注的主題，繼續將它完成。

　　另外，請留意紐波特提到的「迴圈」（looping）——這表示心思在已經想過或知道的內容上打轉，而不是深入探索並產生新的想法。

　　當你發現自己是這種情況，就承認陷入了迴圈，然後把注意力放在思考主題的下一個（新）內容。

第 3 章

# 一個邏輯問題：
# 先思考還是先行動？

武士道即為死狂之意，即使隻身一人，
數十人群起殺之都很難。僅有正氣難成大業，
唯有死狂，才能成功。
——鍋島直茂，傳奇武士

一想你在生活中希望改善的事，例如想要增加、改
變或去除的東西。

想好了嗎？很好。

現在想一想怎麼做才會有進展。

如果你想擁有更多錢，有哪些賺外快的方法？發揮你的創
意！

79

下列是一些建議：

- 在 TaskRabbit 或 Thumbtack 等零工和接案平台上推銷自己的技能。
- 學習編寫網頁代碼，然後為當地店家提供服務。
- 出租你家的其中一間房間。
- 在 Udemy 或 Skillshare 這類線上課程平台傳授你的知識。
- 當個「市場代理人」（field agent），幫當地公司進行市場調查。
- 在 Etsy 之類的網路購物平台上銷售一些很酷的手作商品。
- 利用 Instacart 等外送平台幫人代買、配送雜貨。
- 幫人遛狗。

如果你想減掉一些脂肪、長出一些肌肉呢？好，我們來腦力激盪。

- 制定合理的飲食計畫。
- 一個月不吃速食。
- 控制食物份量。
- 不再購買會讓自己暴飲暴食的食物。
- 每週做幾次重訓。

- 每週做幾次高強度間歇有氧運動。
- 每天走很長的路。

如果你想要存錢、閱讀更多書籍、學習一項新技能，又該怎麼做？繼續列清單，我等你。

無論你想在生活中改變什麼，列一份長長的可行清單是很容易的。

真正的問題在於，你為什麼不去做這些事？為什麼還沒有開始行動？你在等什麼？最適當的時機？最美好的心情？最理想的一天？非要等到一切都準備妥當，才能開始做嗎？

面對現實吧，永遠都不會有最合適的時機。完美只是藉口，讓我們可以繼續待在舒適圈、安於現狀。

如果一個人說自己「有一天」要去做某件事，我們都心知肚明：如果他們還沒有騰出時間和精力，那可能永遠都不會做了。他們只會繼續幻想，不會行動，直到最後甚至再也沒有幻想的機會。

拿破崙說過：「有時候死亡只是因為缺乏活力。」嗯，缺乏活力最可能的原因就是缺乏想法和挑戰，以及背負太少的重擔。如此一來，「等待完美」就成了每天都死去一點的完美方式。

　　所以，唯一的選擇就是停止催眠自己：我需要一切都「恰到好處」才能開始行動。這種事永遠都不會發生。現在就開始行動，並且邊做邊想。你可以坐等契機出現再報名馬拉松比賽，也可以現在就馬上起身、出門慢跑十分鐘。你可以等到時機成熟再開始進行副業，也可以今晚不看 Netflix，著手研究「如何開始」的步驟說明。

　　如果你拋開恐懼、懷疑和焦慮，並開始行動，你將會展開一段比想像中更有意義的過程。你會發現自己做得越多，態度和感受也會改變許多。那些曾經讓你很在意、綁手綁腳的意見和藉口，將會瓦解、消失。最初讓你覺得彆扭且困難的行為，會漸漸變成熟悉的習慣。

　　總有一天，你會成為少數真正有行動力的人。

　　伊隆‧馬斯克（Elon Musk）就是最好的代表，他在擁有非常不完整的訊息、不完美的狀況下大膽行動。以他創辦的 SpaceX 為例，該公司宣稱要徹底革新太空旅行，並在二十一世紀末之前讓人類殖民火星。

　　馬斯克向避險基金巨頭達利歐說：「長久以來，我一直認為必然會發生全球規模的壞事，可能是一場瘟疫，或一顆撞擊地球的隕石。這讓人類必須在其他地方重新展開生活，像是火星。有一天我瀏覽了 NASA 的網站，想知道目前火星計畫有

什麼進展，才發現他們根本沒打算讓人類盡快登陸火星。」

他繼續說：「我跟合作夥伴賣掉 PayPal 以後，我得到一億八千萬美元。然後我突然想到，如果用九千萬美元向前蘇聯購買一些洲際彈道飛彈，並發射一枚到火星，就可以激發大家探索火星的熱情。」

達利歐問他對火箭的了解時，他說自己完全沒有相關背景，然後這樣回答：「我才剛開始看書而已。」

事實上，這種冒險精神正是「成為像馬斯克一樣的人」的不二法門。

許多人誤以為（或想要相信）自己必須先改變想法，然後才能改變任何行為，就像有些人以為必須先有平衡感才能開始跑步。

威斯康辛大學密爾瓦基分校（University of Wisconsin-Milwaukee）的研究卻發現恰好相反——必須先改變行為，然後才能有效地改變態度，而反過來卻很少奏效。[1] 你可能以為要具備平衡感才能開始跑步，但通常是在跑步的過程中，跑者才慢慢找到平衡感。

原因在於，我們的態度源自於行為，而且會藉由觀察自己的行為來了解自己是什麼樣的人。因此，當人們發現自己的行為跟當下的態度或信念不一致，不管原因是什麼，通常會調整

主觀想法以符合客觀行為，而不是調整行為去符合想法。換句話說，我們會調整自己的心理模式，進而理解自己的行為——甚至虛偽、可恥或糟糕透頂的行為也是如此。

因此，我們每天做的每一件事，或多或少都塑造、決定了我們對自己的定義。我們可以用正確的動機去思考所有最好的想法，但除非用行動加以體現，否則就會重新解釋、合理化自己的不足之處。我們越聰明，就越擅長找藉口，於是形成一種墮落的惡性循環。這種惡性循環很強大，而且會自我增強。

許多人認為生活中遇到的阻礙大多是自己造成的，即那些強加在自己身上的限制、束縛和批評——這可能是真的。不過還有一個真確的事實：掃除這些阻礙的唯一方法，就是不管自己一開始的感覺是什麼，都要憑藉著意願和能力去採取行動，並且要抵抗誘惑，避免因為不採取行動而失去動機。我們的命運完全取決於這一點做得有多好，而無關其他任何事。

在《愛麗絲夢遊仙境》中，紅心皇后說：「在我的比賽裡，你必須拼命奔跑，才能保持原地不動。而如果要去別的地方，就必須跑得比現在快兩倍。」這確實是對生活的完美比喻——你必須努力才能及格，必須加倍努力才能有所進展。

本章開頭引用了日本傳奇武士——鍋島直茂的名言。在不朽經典《葉隱聞書》中，記載了這位大將軍的故事和格言：

> 武士道即為死狂之意，即使隻身一人，數十人群起殺
> 之都很難。僅有正氣難成大業，唯有死狂，才能成功。

我相信這段話在今天和四百年前一樣適用，甚至更適用。

現代的「普世價值」告訴我們：不該工作得太辛苦，不該太執著於一個目標，應該讓自己擺脫欲望的枷鎖、停下追逐任何東西的腳步，並且對自己所擁有的一切心存感激。

較能適應社會的人很快就接受了這種哲學觀。對那些人來說，你一定是**瘋了**才想要成功——才會想瘋狂地加倍努力工作，瘋狂地一大清早起床去健身，瘋狂地追逐他們不理解的目標、承擔他們不敢想像的風險。

其中還會有許多人樂於給予忠告。事實上，他們會給你很多很多建議，如果全寫在紙上，將毀掉全世界的森林。你可以隨時保持開放的態度，但不要被這些鬼話影響而偏離目標。

那些人會說：「你不應該這樣做」，並列出一大串理由，說明為什麼這樣行不通、為什麼應該像他們一樣揮霍生命、為什麼繼續堅持下去會後悔。

然後你心想：「管他的，我就是要這樣做。」

「管他的，我要繼續計算卡路里，減掉那十公斤。」

「管他的，我要持續執行這個健身計畫好幾個月。」

「管他的，我還是要吃原型食物。」

你可能也會害怕、焦慮、遲疑，這些都很正常。還記得第一次學騎腳踏車的時候嗎？這次也一樣，你只要聳聳肩、低聲說：「誰管你」，然後繼續做自己的事。

你更投入，就會變得更好。變得更好，就會獲得自信。獲得自信，就會想做更多有益的事。這是一個良性循環。

懷疑和恐懼的妖怪總是在你腦海裡跳來跳去，有時比別人還吵，這也沒關係。有時候，這些聲音甚至能讓你繼續前進、行動和努力。它們提醒你，最好的出路就是勇往直前。

每當我開始嘗試新事物，總是會跟這些妖怪共舞。它們有的會碎念：「如果大家都討厭那件事怎麼辦？」有的附和說：「萬一你做不到怎麼辦？」另一個則大叫：「要是一切都毀了怎麼辦？」

這樣一來，我才知道自己是在正確的道路上，也更確定這是一個值得追求的挑戰。如果我沒有出現不安全感，那表示自己還不夠努力。

鍋島直茂認為只有「瘋狂」是不夠的，還必須有**死狂**的幹勁。什麼是死狂？拿破崙說過：「死亡不算什麼，但失敗地活著如同每天都死去。」——**這就是**死狂，一種絕不能被打敗的信念，一切都懸於一線，只能全心全意投入。失敗唯一的理由

是意志不堅。

　　登山家暨作家莫瑞（W.H. Murray）表示：「人直到下定決心之前，若是猶豫，也想退縮，終究會一事無成。所有自發（和創造性）的行為都有一個最基本的真理，要是忽略，就會扼殺無數的想法和偉大的計畫，那就是——人一旦決定投入，天意也會隨之變動。各種原本不會發生的事，現在接連地發生來幫助這個人。這個決定引發了一連串事件，各種意想不到的巧合、偶遇和物質援助接踵而來，以任何人做夢也想不到的方式出現在面前。我深深敬佩歌德的一句名言，『無論你能做什麼，或夢想自己能做什麼，開始行動吧。大膽蘊含著天賦、力量和魔法！』」

　　幾年前，我還把這種現象當成一種神祕主義或迷思。現在我已經有足夠的經驗，讓我徹底相信它。當我越堅定地想要完成某件事，並期望做出一個圓滿且讓人滿意的成果，事情就會越順利，而且通常只能歸因於際遇，例如難得的機緣、及時出現的巧合，以及幸運的救生索。

　　無論出於什麼原因，「決心」似乎是某種戰力加乘的因子。比起猶豫不決地去做一件事，帶著堅定的意志似乎會加快完成的速度。

　　雖然我最初拒絕這個想法：成為一個健身作家和企業家，

但我還清楚記得那個決定豁出去的轉折點。

我本來很猶豫。雖然我熱愛健康、健身和助人，但健康和健身這個領域裡充滿騙子、自戀狂和神經質的人，我真的很不喜歡那種文化。

另外，我只有一本自助出版的書，雖然表現得還可以，但是我在這個領域並沒有真正的粉絲、朋友，甚至連盟友都沒有。這個圈子可是出了名的競爭，而且容不下嶄露頭角的新人。

我仔細考慮過這些事，最後還是決定放手一搏。有三個原因：

1. 我只能算是一個稱職的作家，但寫的書籍和文章就足以勝過這領域的大多數人。我知道自己還能提升這方面的表現，並且大有所為。

2. 我的許多潛在競爭對手都很懶散、自滿。以我的標準來看，他們也缺乏條理。我相信自己的工作能力和組織能力勝過他們十倍。

3. 這些競爭對手之中有許多是卑劣的商人和行銷者，我相當確信自己在這些領域也能勝過他們。

經過一番深思熟慮，我做了一個果斷的決定：

我會不惜一切代價地把握這個機會，並且在健身界引起轟

動。

這是一場火箭之旅。

當然，我和團隊犯過很多錯誤，遭受過痛苦的打擊，但我們也做出充分的敏銳判斷和策略行動，在工作崗位上花非常多的時間，也獲得足夠的機運，才能建立一個價值數百萬美元的集團，經營多元事業。

這就是我的故事。你呢？你想實現什麼夢想？

你還在等什麼？時間已經匆匆溜走了。讓我再次引用《葉隱聞書》裡面的話：

> 死亡似乎離我們很遙遠——這難道不是膚淺的想法？
> 它毫無價值，只是夢中的一個笑話……既然死亡總是近在咫尺，就該盡力並迅速行動。

現在是下定決心的時候了。你是否有足夠的瘋狂與死狂去做應該做的事？

# 延伸閱讀

### 《管他的》（*The Subtle Art of Not Giving a F\*ck*），馬克・曼森（Mark Manson）著

# 現在就這樣做

大衛·艾倫（David Allen）寫了一本關於工作效率的暢銷書——《搞定！》（*Getting Things Done*），書中分享了一個簡單的系統，教你如何捕捉所有引起注意力的事，進而釐清每個項目的意義是什麼、該採取何種相對應的行動，並且組織工作、讓工作效能極大化。

在他的「GTD」哲學觀中有一個主要概念：把複雜的、難以應付的任務拆解成幾個小的、可處理的任務，然後動手做第一個小任務。

他建議的一項練習是，把我們關注的事情（擔心、煩惱、問題、爭議、懸念）轉化成可實現的結果（項目），並透過具體的「下一步行動」來執行。

我們來試試看。

寫下你近期最常想到的三件事。不要因為覺得某件事不重要就排除它，如果你一直在想那件事，就一定有原因，最好現在解決，不要再拖了。

艾倫在他的書中提到：「很多人都不願意去想像一個理想的結果，除非有人告訴自己該如何讓它成真。不幸的是，從大腦產生及確認解決方法的歷程來看，這剛好反其道而行……」

如果你知道知覺過濾器的運作模式，就能明白一個簡單而深刻的原則：除非看到自己正在做那件事，否則不會知道該怎麼做。

「在生活中實現一件事之前，通常要先在腦海中想像。」

所以，接下來請你想像並寫下剛才那三件事的理想結果。

比方說，如果你的飲食和訓練計畫成功，你的身體看起來會如何、有什麼感覺？如果這個工作圓滿達成，它看起來會是什麼樣子？如果你好好地跟重要他人溝通，你們的關係會變得如何？

無論那三件「有待解決」的事是什麼，想像順利完成每件事的樣子，並且把它們全部寫下來。

現在要來腦力激盪，想一想你該怎麼做才能實現那些理想結果。

你要做些什麼，才能讓自己從現狀移動到至少稍微離目標近一點的地方？

不要批評、質疑或評斷這些想法——讓想法自然流動，並寫下來。這裡著重的是數量，不是品質。

接下來要進行到「下一步行動」，艾倫將其定義為：解決一件事所需的具體、可被觀察的行為。例如，想持續控制飲食，可以丟掉常吃的垃圾食物；想了解健身房的課程訊息，可

以直接打電話詢問；想在家輕鬆做有氧運動，可以買一台便宜的直立式腳踏車。這些都是不錯的「下一步行動」。

分別為剛才那三件你在意的事制定一個「下一步行動」——如果你完成該行動，就會朝理想結果邁進一步。把這些行動寫下來。

另外，如果任何一個項目（艾倫使用的詞）包含許多部分或層面，也可以針對每個組成部分都各想一個「下一步行動」。

以我做的練習為例：

**1. 寫下你近期最常想到的三件事。**

　A.完成手邊一長串重要工作，包括：寫完並出版這本書、修訂《美國第一健身強人，科學化鍛鍊全書》和《更精瘦、更強壯》、結束我第一份傳統圖書的合約、做更多宣傳、推出「肌肉與生活」（Muscle for Life）系列的前四堂數位課程、增加「Legion」這個品牌的廣告曝光度。

　B.提高睡眠品質。過去幾年我的睡眠品質越來越差（半夜至少會醒來一、兩次，但我以前常常一覺到天亮）。

　C.增加跟太太和孩子相處的寶貴時光、拉近彼此的關係，因為我常覺得自己沒有盡量用心陪伴家人。

**2. 想像並寫下你希望這三件事分別有什麼結果？**

A.盡快且順利完成最可能影響公司和品牌發展的計畫。

B.每天都有不中斷、安穩的睡眠。

C.經常跟家人共同擁有非常正向、愉快的體驗，讓我們四個人更開心、相愛、親密。

**3. 腦力激盪：怎麼做才能達到你期望的結果？**

A.具體評估每個項目的完成時間、難度與報酬，並據此排定優先順序。為最優先的項目制定完整的行動計畫。追蹤、評估目前花時間去做的所有事情中，哪些可以交給別人做、哪些可以刪除，好騰出時間做更重要的事。把行動計畫標注在工作行事曆上，以推定完成時間。針對其他任何必須同時完成的任務和項目，進行上述規劃及排程。

B.我已經試過很多方法來改善睡眠品質，可惜效果都不太好。但我正在研究這個問題，發現跟兩個面向有關：

a. 我變得比以前更淺眠。

b. 我對咖啡因更敏感。

所以我睡覺時不再播放「白噪音」（white noise），並

且把工作日的咖啡因攝取量限制在一百二十毫克左右，
週末則完全不攝取咖啡因。這樣做很有幫助。

這個問題不會百分之百解決，而且戒咖啡因一週也沒什
麼用。所以接下來，我可以建立一個睡前放鬆的習慣，
做一些已被證明有助於活化副交感神經系統的活動，例
如：洗熱水澡、做腹式呼吸、聽放鬆音樂……等。

C. 在家庭時間之前就計畫好每個家人都會喜歡的具體活
動，才不會在最後一刻倉促地討論。

4. **接下來要進行到「下一步行動」，也就是艾倫所說的：解
決一件事所需的具體、可被觀察的行為。**

A. 評估眼前的所有工作項目，包括預計完成時間、難度和
報酬，並決定要先做哪一個項目。

B. 每天睡前做一個簡單的放鬆活動。

C. 跟我太太莎拉一起討論可以安排哪些家庭活動。

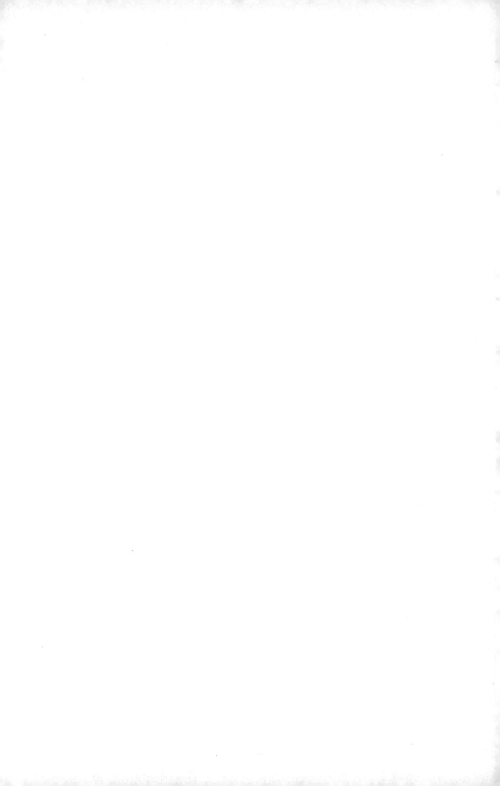

# 第二部分

# 如何設定目標？

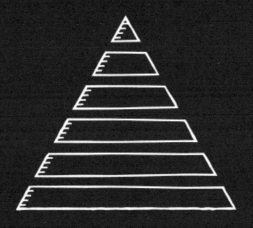

　　如果方向錯誤，那走得再遠都不會到達終點。這三章提供心理學與商學院的技巧，幫助你正確設定目標，以及最重要的——如何用目標來激發潛能。

# 第 4 章

# 先有目標，才有成功

想要擁有幸福快樂的人生，就要專注在自己的目標，
而不是專注在人或事物。
——愛因斯坦

**在**偉大的冒險故事裡，每位英雄都會踏上一條不歸路，沒有反悔的餘地。如果要繼續堅持，就必須放棄原本熟悉的生活，全力以赴地向前邁進。

在《綠野仙踪》中，桃樂絲跟叔叔、嬸嬸住在一片乾枯、荒涼的大草原上，簡陋的屋子裡只有一間房間，小狗托托是她唯一的快樂來源。有一天，草原上颳起一陣龍捲風，把桃樂絲帶到奧茲國境內綠樹如蔭的曼奇金國。為了回家，桃樂絲必須冒險去翡翠城拜訪神祕的奧茲國王。

　　羅馬帝國違背了跟迦太基帝國簽訂的土地條約，迦太基統帥漢尼拔便率兵報復，並包圍受羅馬保護的城市薩貢托（Saguntum）。羅馬向迦太基討回公道，隨即引發第二次布匿戰爭（Second Punic War）。雖然漢尼拔的軍隊人數遠不及強大的羅馬帝國，但他的軍事才華和膽識，卻讓羅馬帝國瀕臨崩潰。

　　釋迦摩尼出生在印度的王室家族，注定要享受榮華富貴。有一天，他離開宮殿去看子民，第一次目睹人世間的生、老、病、苦。這種讓烏托邦破滅的見識，激勵他走出宮殿，展開探索的旅程。最後，他的良心驅使他捨棄王室的庇護，並帶領所有子民尋求精神上的解脫。

　　上述的人物都有自己的目標：返回家園、打敗強大的壓迫者、引導人民走上正途並擺脫痛苦。而目標會促成行動——因為目標帶來決心，而決心又會激勵、鼓舞我們去做自己想做的事。只有當我們覺得自己做的事真的很重要，才會全心全意地投入生活。只有「決心」能讓我們勇敢地孤注一擲，邁向更美好的未來。

　　這就是為什麼自開天闢地以來，「尋找決心與意義」一直都是每個文化中最強大、恆久的故事題材。

　　它出現在荷馬的《奧德賽》中，也啟發了歷史上幾位偉大

的精神領袖，像是耶穌、佛陀、摩西、穆罕默德，以及其他無數受人景仰的聖賢先知。這個題材甚至也出現在現代文化中，例如《聖戰奇兵》（*Indiana Jones and the Last Crusade*）這部電影，便藉由大膽的印第安納・瓊斯這個角色，重新講述了帕西法爾尋找聖杯的故事。另外，在著名的《星際大戰》（*Star Wars*）系列電影中，路克・天行者透過擊敗黑武士達斯・維達和銀河帝國，來直面內心最深的恐懼。這些電影描述了尋找意義和善惡之爭的傳奇故事，也都是史上最成功的電影，這並非巧合。

「目標」是你為自己的旅程所設立的里程碑，決定了你能走多遠，也讓你知道自己是否已經完成一些有價值的事。「目標」是你注入好奇心、想像力、熱情與汗水的容器，也讓你充滿動力、熱忱和喜悅。

但是你必須謹慎執行，才能讓「目標」發揮上述功能。因為當你開口說要做一件事，就相當於用自己的生命去冒險。你的自我認同和自尊都處在危險之中，如果沒做到原本計畫做的事，就會對自己造成嚴重傷害。

這就是為何要尊重目標，甚至敬畏它。如果不把目標當一回事，就得自己承擔風險，因為它會摧毀你──把你撕成碎片、赤裸裸地揭露你的所有脆弱與不安全感。有些人在重大目

標上遭受創傷之後，精神狀態永遠無法復原。如果你在開始追尋一個有意義的目標之前，沒有一絲謹慎或謙卑，那你很可能會失敗，最好別貿然執行。

　　所以，我們應該先討論一下目標的設定與達成，因為如果做好這件事，無論在健身房或其他生活層面，都可以大幅增加長期成功的機會，並獲得成就感。

## 延伸閱讀

**《硬目標》（*Hard Goals*），馬克·墨菲（Mark Murphy）著**

# 現在就這樣做

你有沒有認識這樣的人：他們把自己的好奇心、想像力、熱情和汗水傾注到目標中，並加以實現？這些人做了哪些讓你佩服的事？把答案寫下來。

如果你真的不認識符合這個標準的人，那有聽別人說過嗎？那些人做了什麼？

如果你認識剛才寫下的那個人／那些人，你是否曾向對方表達他／他們的自律讓你很佩服，也激勵你去實現自己的目標？

如果沒有，現在就去說！這會讓他／他們開心！

對我而言，我爸就是這樣的人，他是一個成功的企業家、慈善家，也是個高尚正直的人。還有一些我在書上讀過的人物，像是老羅斯福、亞歷山大大帝、馬斯克、達文西和洛克菲勒。他們的故事啟發了我，塑造了我的想法、態度和行為。

這些人在很多面向都讓我欽佩，讓我從中學到很多、獲益匪淺。我就不列出所有細節，以下是一些簡短的描述：

- 我佩服我爸的同理心和慷慨，並向他學習這一點，幫助自己妥善處理一些棘手的狀況。
- 我佩服老羅斯福的智慧、勇氣和熱情，並以他的態度和

行為作為榜樣，樹立自己的標準與志向。

- 我佩服亞歷山大大帝和馬斯克的意志力，他們的生活鼓舞人心，讓我立志要實現目標、超越自己的想像。

- 我佩服達文西的好奇心與他對自己價值觀的堅持。受到他的啟發，我決定不管別人怎麼想，都要照自己的節奏前進。

- 我佩服洛克菲勒的堅韌和專心致志，也從他的故事學到一些教訓，並用來改善我的工作與事業。

# 第 5 章

# 簡單有效的目標設定法

人們沒有理解到，

就算在一件滿懷雄心壯志的事情上失敗了，

還是能從中獲得一些收穫。

——賴利・佩吉（Larry Page），Google 創辦人

**如**果你跟大多數人一樣，就會在設定目標前問自己一個簡單的問題：「我想要的是什麼？」

這是一個很好的開始，但如果沒有非常具體地回答這個問題，獲得有價值之物的機率就會直線下降。

要把這個粗略的願望轉換為功能性目標，第一步就是具體化。雖然在一開始，模糊的目標看起來好像讓人更有動力，但時間一久就會讓人失去能量。

許多研究都證明了這一點。在鹿特丹伊拉斯姆斯大學（Erasmus University Rotterdam）的一項研究中，研究者讓一群大學生列出、說明並計畫長期目標，然後檢驗這樣的舉動會如何影響學業表現。[1]

該研究透過一個線上寫作練習來搜集資料，並涵蓋各種學業表現的學生。這些大學生要解釋自己為何唸大學，以及將如何充分利用這個機會。

學生們要回答的問題像是：

A. 在未來的半年、兩年和五年內，你想要進一步學習什麼？

B. 你想改善哪些習慣？

C. 半年、兩年、五年後，你希望自己在哪裡？為什麼？你的目標是什麼？

接下來，他們要為自己的目標進行優先排序、把這些目標拆解成小目標，並列出潛在的阻礙以及因應方式。

一年後，研究者檢視了這些大學生的進展狀況，結果相當令人驚訝。每一組參與者都修完更多學分，也更有可能繼續升學。最讓人訝異的是少數族群學生的表現，他們多修完四四％的學分，繼續升學的可能性也高出五四％。

這個寫作練習並不難，不需要花太多時間和心力去思考，但最後的結果卻天差地遠——「畢業後找到一份高薪工作」或都「在貧窮線附近苟延度日」。

（如果你有興趣的話，該寫作練習叫做「自我創作計畫」〔Self Authoring Program〕，你可以從下列網址獲得免費資料，進一步了解這個計畫：www.workoutmotivationbook.com/bonus。）

讓願望具體化的第一步就是問：「我怎麼知道自己是否成功？」

舉例來說，「我想減肥」可能會具體化為「我想穿得下 S 號牛仔褲」，「我想更健康」就會變成「我想要正常的血壓和膽固醇濃度」。而對女性來說，「我想健身」就會變成「我想增加五公斤肌肉，並且讓體脂下降到二〇％」。

有一些常見的建議，作法類似上述寫作練習使用的方法，能夠讓人加強決心、堅持到底。例如：寫下目標並訂定計畫、前幾個任務不能太難、列出可能的阻礙、追蹤進度（已經有多少進展、距離目標還有多遠、關注比較近的目標）、適時給自己獎勵。

這些都是實用且寶貴的建議。但在這麼做之前，必須先思考另一個問題：「我想要什麼樣的痛苦？」

　　說出自己的期望很簡單，尤其當它是每個人都渴望的東西，例如更健康的身體、更多的時間及自由、更高的收入和存款。困難的地方在於，除去美好的憧憬，你會為了獲得這些東西忍受多少痛苦？這些痛苦包括：犧牲、乏味、懷疑、失望、絕望，還會打擊自信、壓抑自我表現、阻礙自我實現。

　　這表示在下定決心投入目標之前，必須先評估成本，並思考是否願意付出這個代價。我們必須先清楚眼前的形勢，然後再動身穿越它，才有機會成功。

　　湯姆‧布雷迪（Tom Brady）是美式足球史上最偉大的四分衛之一。但許多年前，他還是綽號叫「湯米」的九年級學生，連在一個以〇比八全敗、毫無達陣的球隊裡都沒有先發資格。

　　在布雷迪的青少年時期，大部分的人都認為他的強項是棒球，所以不理解他為何決定去打美式足球。他擅長傳球，但速度不夠快，動作也不夠敏捷，第一個賽季都在坐冷板凳。這樣會有多好的發展？

　　但布雷迪一點都不在意，他在學校作業裡寫到：「總有一天，我會成為家喻戶曉的人物。」布雷迪的家人一提到這件事就開懷大笑，雖然他們深愛並支持著他，卻做夢也沒想到大家口中的「小布雷迪」，有一天會加入喬‧蒙坦納（Joe

Montana）和強尼‧尤尼塔斯（Johnny Unitas）這些傳奇四分衛的行列。

他是怎麼做到的？其實很簡單，為了成為卓越的美式足球運動員，他犧牲了一切。

二〇一八年，臉書影音平台（Facebook Watch）播放了六集布雷迪的紀錄片──《湯姆‧布雷迪與時間》（*Tom vs. Time*），他在影片中提到：「為了成為最好的自己，你願意做什麼？又願意犧牲什麼？你只有這麼多精力，而時間正一點一滴流逝。」

他又補充說：「如果你想跟我競爭，最好先犧牲你的生活，因為我正在犧牲我的生活。」

正是這種精神，激勵布雷迪去做一些青少年通常不會做的事，像是自己訂定嚴格的跳繩訓練來改善步法；放學後與寫完作業的晚上都會訓練肌力，而不是打電動；執著地做一種乏味、類似跳房子的「五點操練」（five-dot drill），他的隊友都相當痛恨這個練習，並且咒罵它。

這就是所有傑出人物所展現的精神。這就是成功的關鍵。

舉例來說：愛迪生一輩子致力於發現自然界的奧密，並用來造福人類。他經年累月、堅毅地立志要造福全世界和全人類，這樣的雄心抱負衍生出許多小目標（他的每一項發明）。

　　跟愛迪生一樣，瑪麗‧居禮的目標也造就了她的地位。她年輕時是家庭教師，強烈渴望能夠離開波蘭並到巴黎研究科學，因為當時其祖國不允許女性接受高等教育。但是瑪麗的家庭負擔不起這樣的開銷，於是她跟姊姊布洛妮亞商量，她繼續當家庭教師賺錢，資助布洛妮亞的教育費用，等到布洛妮亞畢業，再賺錢讓她去唸書。

　　將近三年，瑪麗白天工作支付姊姊的學費，晚上則獨自坐在書桌前，研讀過時的社會學、物理學和數學書籍，沒有人給她任何指導或建議──她後來表示，這種自學過程非常艱辛。

　　但是，瑪麗的堅持最後獲得了回報。在她二十四歲時，姊姊從索邦大學（Sorbonne）畢業並結婚，她終於能夠去追求自己的夢想了。

　　由於瑪麗沒受過中等教育，所以大學課業對她來說非常具有挑戰性。但她仍然克服了學業上的不足，最後以博士論文光榮地成為第一位獲得諾貝爾獎的女性（其博士論文主題跟放射性有關，當時是一門相當困難的新興研究）。八年後，她又因為發現釙和鐳，獲得了第二個諾貝爾獎，成為史上首位兩次獲得諾貝爾獎的科學家。

　　亞里斯多德也推崇這種生活方法，提出了成功和幸福的簡要公式：「第一，立定明確、具體可行的理想，即目標或目

的。第二，擁有實現目標所需的工具，如智慧、金錢、物資和技能。第三，調整所有方法以達成目標。」

我們經常被告知，實現目標的過程之所以會失敗，是因為缺乏動力、熱忱，或其他難以描述的感覺。我們也經常被教導，只要想得更寬廣、更深入、立下遠大的志向，並思考成功的樣貌以及自己真正想要達成的願望，這樣就夠了。

事實上按照這種思路，通常仍無法避免或處理失敗。相反地，你必須回答布雷迪過去近三十年來每天都在回答的問題：「我願意犧牲什麼？」

當你從這個角度看，很快就會發現，要有效設定目標最重要的部分在於有效**選擇**目標。換句話說，你必須先決定哪些目標值得為它忍受痛苦、哪些不值得，然後將所有注意力和心力都集中在前一類目標，並拋棄其他目標。

就像瑞·達利歐在《原則》中說：「我了解到，如果你努力工作、具有創造力，就能得到幾乎所有你想要的東西，但並非你想要的一切。『成熟』是有能力拒絕一個好的選項，然後再去追求其他更好的選項。」

如果你不這樣做，反而給自己太多方向、設定太多目標，就會經歷心理學家所說的「目標競爭」（goal competition）。

你的每一個目標都會彼此爭奪時間和注意力，如果把這些

資源分割得太細，它們（跟你）就會筋疲力盡。這就是為什麼在設定目標時，通常「少即是多」。這也是為什麼你必須誠實地面對自己，並回答：「我真正願意付出什麼，來換取我想要的東西？」

想像你的「人生」是一台爐具，用「時間和心力」作為燃料，而「目標」則是你要煮的菜餚。

你能用的爐子就只有那幾口，也只能在一定的時間內消耗一定的燃料，直到你的資源燃燒殆盡。所以你必須做出選擇：先煮完一、兩道菜，然後再做其他料理。或是為了要同時煮十幾道菜，而像瘋狂的雜耍烹飪一樣，不停地把它們輪流搬上爐子。

你不用很懂烹飪就知道，雖然第二種方法最後也能變出一桌菜，但大部分都不太美味。

人生也是如此。你的頻寬就只有那麼多，雖然每天都可能要在好幾個戰場（例如：健康、興趣、工作、家庭和朋友）上周旋，努力朝著各式各樣的長期目標前進，但這需要一種特殊能力——面對困難依舊保持戰鬥力與韌性，以及對混亂與失序的高接受度。不過就算如此，你依然得付出代價。

所以，想要更聰明地設定目標，就必須列清單、排優先順序，並使用刪去法——釐清自己想要什麼、確認自己願意付出

什麼代價、選擇最重要的目標，然後專注於這類目標。

有很多方法可以使用，但我最喜歡股神巴菲特的「兩份清單法」（2 List Strategy），這是我朋友詹姆斯・克利爾（James Clear）介紹給我的，他是《原子習慣》（*Atomic Habits*）的作者。眾所周知，巴菲特是二十世紀最成功的投資者，也是全世界最富有的人之一。不用說，我們都可以從他身上學習設定目標的智慧、以及實現目標的效率作法。

巴菲特的方法特別實用，因為它不但可以應用在首要人生目標，也可以應用在特定領域的目標上，甚至是每週待辦事項。步驟如下：

## 步驟一
### 寫下二十五項重要的目標、計畫或工作

花點時間，把所有你感興趣的東西都寫下來，不管是一般生活層面或特定領域。請記住，數百個科學實驗（涵蓋數十種工作以及數千個受試者）已經證明：目標越具體、越有挑戰性，最後的表現就會越好。所以請盡量寫得具體一點。

別設定一些無法衡量的模糊目標，例如「盡力去做」或「努力工作」。強迫自己列出一些具體的、有挑戰性的目標，像是「贏得○○大獎」、「在一月一號之前設計出○○產

品」。

## 步驟二
### 從這二十五項目標、計畫或工作中，圈出最重要的前五項

你可以先圈出最關鍵、最有價值，或最感興趣的項目。

然後從第一項開始，想一想你在執行過程中最可能遇到的三個阻礙是什麼，並寫下來。

什麼人或事物會阻礙你？什麼原因會讓你更費力？你必須犧牲什麼？

現在用幾句話描述一下，當你完成這項目標、計畫或工作的感受。你的生活會發生哪些正向的改變？是什麼讓它有價值？

接下來，比較這項目標、計畫或工作的優點、缺點，並衡量你對它的熱情程度：如果你感到自信、躍躍欲試，就把它放進候選名單。如果感到喪氣或猶豫不決，就考慮是否要調整該目標，或乾脆放棄它。

對一開始圈出的每個項目都進行上述步驟，用「次優」選項替換你決定刪掉的項目。

最後，從剩下的這些項目當中，再圈出五個最關鍵、最有價值或最感興趣的項目。

# 步驟三
## 把這二十五項目標分成兩份清單

清單 A 是最重要的那五個目標、計畫或工作，清單 B 是其餘二十個項目。

接下來的步驟是關鍵。大多數人會先專注在清單 A 並努力執行，而一有時間就會去做清單 B。但是巴菲特說：「你應該先做清單 A，而且**絕對不能**讓清單 B 上的任何事情分散你的注意力，直到完成清單 A 為止。」

巴菲特以這種方式達成其目標，因為他知道完成任何一件事所需的時間、精力和注意力，都比預期的還要多，特別是自己在意的事。他這樣做的理由是，比起同時做二十幾個項目但只有完成一半，盡全力完成五個項目會更容易、更讓人愉快。

另外，縮短完成一項工作所需的時間，可以減少（基於墨菲定律）發生災難性錯誤的機率。記住：完成一件事的時間越長，就越有可能失敗。

你會發現各行各業、各個領域的非凡人物向來都這麼做。這就是邁向卓越最大的祕訣之一。

# 延伸閱讀

《成功，從聚焦一件事開始》（*The ONE Thing*），蓋瑞·凱勒
（Gary Keller）和傑伊·巴帕森（Jay Papasan）合著

# 現在就這樣做

請完成巴菲特的「兩份清單」練習。思考下列五個重要的生活領域，並寫出二十五項重要的目標、計畫或工作。

1. 健康
2. 工作
3. 愛情
4. 家庭
5. 朋友

然後從這二十五個項目中，標出五個最關鍵、最有價值，或最感興趣的項目，並寫出理由。

接下來，分別寫出你在執行這些目標的過程中，最可能遇到的三個阻礙。是什麼會讓它變得困難？你需要犧牲什麼？

現在寫幾句話來描述當你完成這些目標、計畫或工作的感受。可能會發生什麼正向的改變？是什麼讓它有價值？

比較這些目標、計畫或工作的優點、缺點，衡量一下你對它們的熱情程度。

最後，保留讓你充滿自信、躍躍欲試的目標。重新調整那

些讓你喪氣、猶豫不決的目標，或用更合適的目標來替換它。

# 系統化： 聰明實現你的目標

人生是一場無止盡的戰鬥，每走一步都是挑戰。
伏爾泰說得對極了，我們只有帶著劍前行才能成功，
而死的時候手上仍緊握武器。

——叔本華

**現**在，你知道自己想要做的是什麼，也已經集中精力，並設定好目標。然後呢？怎樣才能從「**想要做**」進展到「**完成**」？

忘掉《思考致富》（*Think and Grow Rich*）和《祕密》（*The Secret*）這兩本書吧，不管你說過多少次要賺一百萬美元、想像過多少次理想的身材，你還是得戴上拳擊手套，並走

上擂台。

正如暢銷作家丹尼爾‧品客（Daniel Pink）在二〇一二年出版的傑作——《未來在等待的銷售人才》（*To Sell Is Human*）中寫到，我們應該忽略《思考致富》的作者拿破崙‧希爾（Napoleon Hill），而效法卡通《建築師巴布》的主角精神——是的，那個身穿吊帶褲、頭戴工程帽，熱愛修理東西的卡通人物。

巴布不會把時間花在反覆宣告信念、按照《祕密》製作夢想板，他只關心工作：「重點是 X，目標是 Y，那現在我們要怎麼做？」

伊利諾大學和南密西西比大學（University of Southern Mississippi）的研究顯示，這種提問式的自我對話勝過許願式的想法，因為它把模糊的夢想轉變成具體的「系統」——即具體的行動，如果重複夠多的行動，就會產生理想的結果。[1]

就算是最崇高的目標也能以這種方式實現。不論你的雄心壯志是什麼，總有一個已知且可行的系統，能幫助你完成該目標。或許已經有很多人嘗試過那套方法，而你也能追隨他們的腳步。

其實系統不需要太複雜。它越簡單、理論基礎越紮實，就越有可能發揮效用。

　　比方說，如果想要明顯瘦下來，這個系統就只需要一個運轉部件：能量平衡。如果想進一步改變身體組成，只要再加兩根槓桿：巨量營養素均衡和阻力訓練——這仍然是一套相當簡單的系統。

　　如果想要每個月都讀完一本書，這個系統只需要讓你每天讀十頁就好，而多數人只要花十五分鐘就能完成。

　　如果想賺更多錢，這個系統可能只需要幫你升級一、兩項技能，好讓你可以產出和銷售更有價值的工作產品。

　　從這個角度來看，系統幫忙承擔了執行目標的責任。在你設定目標的那一刻，就已經選擇離開溫暖的舒適圈和已知的領域，進而踏進寒冷、黑暗的未知中。如果你想成功攀登你仰望的那座高山，就需要一套系統來幫助你克服困難。你的系統就像是能帶來溫暖的火柴、引導方向的指南針、以及灌注希望的十字架。

　　各位朋友，系統能幫助你在實現目標的過程中避免失敗。而要建立更好的系統，最簡單的方法之一，就是以機率思維的角度來看事情。要了解箇中道理，我們先來聊聊諾貝爾獎得主丹尼爾‧康納曼（Daniel Kahneman）二〇一三年發表的開創性著作——《快思慢想》（*Thinking, Fast and Slow*），這本書提出了一個簡單的問題：

　　湯姆是你居住地一所大學的研究生。現在請你參考下面九個專業領域，想想湯姆最有可能念哪一個系所，並從1到9按照機率排序：1代表最有可能，9則是最不可能。

商業管理

電腦科學

工程學

人文與教育

法律

醫學

圖書館學

自然科學與生命科學

社會科學與社會工作學

　　這個問題很好回答。你唯一需要知道的訊息，就是各個系所的相對人數。

　　就你所知，湯姆是隨機挑選出來的一個學生，就像轉糖果機掉出來的一顆彩色泡泡糖，只要知道糖果機裡面不同顏色的泡泡糖各有幾顆，就有辦法猜測可能會轉到什麼顏色。一個顏色相對於其他顏色的比例就叫做**基準率**（base rate）。

　　同樣地，一個系所的基準率，就是該系所的研究生占所有

研究生的比例。所以在缺少其他訊息的情況下，你可以用基準率去猜湯姆最可能就讀的系所，例如：「他可能是念人文與教育相關的研究所，而不是電腦科學或圖書館學，因為前者的學生比較多。」

這個簡單的邏輯練習，對日常生活有著深遠的影響。因為不管我們是否有意識到，每個或大或小的決定都會造成各種好壞、不同基準率的結果。

舉例來說，一個人抽的菸越多，罹患心血管疾病和癌症的基準率就越高。花在社交媒體上的時間越多，經歷焦慮和憂鬱的基準率就越高。體重越是過重，罹患第二型糖尿病的基準率也越高。

同樣的道理，一個人刻意練習一項專業技能的時間越多，獲取財富的基準率就越高。越是持續堅持自己的飲食和訓練計畫，達成健身目標的基準率就越高。去教會以及跟朋友聯繫的次數越多，獲得幸福感的基準率也就越高。

不過，基準率只是預測的起始點。一旦有其他因素介入，機率就會跟著改變。

以湯姆的例子來說，如果知道他的人格特質更適合哪一個（些）專業領域，就會進一步調整評估。

同樣地，吸菸、社交媒體和肥胖對身心健康的影響，最後

取決於基因與生活型態等因素。有些人的「刻意練習」
（deliberate practice）可能比其他人更有成效；有些人適合用
節食來減重、有些人不適合；有些人能從社交活動獲得許多樂
趣、有些人則不喜歡社交。

這表示生活中任何一個面向的整體品質，主要取決於自己
所做的許多決定的品質──即建立的系統的品質好壞。

如果我們沒有理想中的身材，很可能是因為經常決定放縱
飲食，或放棄訓練。如果我們賺的錢不夠多，很可能是因為經
常做別的事，而不是培養自己的一技之長並善加應用。如果我
們沒有良好的社交生活，很可能是因為經常拒絕或破壞友誼。

這對許多人來說是很困難的，那些人日復一日只做任何自
己想做的事，而從不去思考自己的行為正在堆砌成什麼樣的角
色與人生。正如心理學大師榮格所說：「除非潛意識進入意
識，否則它將主導你的人生，被你視為命運。」

如果那些人偶然思考自己的選擇會有什麼後果，通常會嚴
重且不合理地扭曲基準率，以符合自己想要相信的故事。不論
那些決定實際上是好是壞，他們都自我催眠，說自己做得很
好，而且收穫將遠遠超過損失。

他們會說：「最後一切都會順利的。」事實上正好相反，
從機率的角度來看，事情通常**不會**有好結果。就算可能出現好

結果，機率也微乎其微。

　　許多人經常從事的活動，非但不會在生命的任何時刻產生價值，反而只會讓事情更糟，讓他們更不健康、更虛弱、更懶、更笨，而且通常也會更沒活力、更沒效率。

　　「賭博」是一個很好的比喻。我們進入人生這個賭場，並帶著龐大而有限的資源──時間、注意力和精力。這個賭場有著各式各樣的遊戲，並且有機會贏得各種獎勵。我們的目標很簡單：盡量在最多遊戲中獲勝。但是該怎麼做？

　　明智地選擇遊戲，並且建立一個系統，讓我們贏得多、輸得少，或確保贏得的賭注遠大於輸掉的賭注。這又該怎麼做？

　　設法評估賭注大小與潛在收益之間的關係，以及獲勝的機率（用博弈的術語來說就是**期望值**〔expected valued〕）。

　　假設你正在玩的遊戲是要打造一個更健康、更強壯的身體，你可以把幾百個小時的時間、注意力和精力押注在適當的飲食和健身上，這樣一來就有一定的機率絕對會贏。這是個好賭注嗎？我覺得是。

　　或者，假設你在玩賺錢的遊戲，就可以賭上一千個小時來培養一套技能，這套技能可以帶來超過台幣千萬的年收入，而且未來很有增值的潛力。此外，你的腦筋、個性和天賦都很適合這套技能，所以你認為自己至少有五〇％的贏面。這是個好

賭注嗎？要是拒絕它就太笨了。

從這個角度來看，許多人每天做的許多賭注（決定），都有著糟糕的期望值，你只能懷疑那些人是否理解自己正在玩的遊戲，更別說他們使用的系統了。我的腦海馬上浮現：吸毒、酗酒、花好幾個小時玩社交媒體、上網、看電視、久坐不動的生活型態、不動腦筋、暴飲暴食和過度開銷。相信你還能想到更多其他的例子。

所以，該如何建立一套有效的系統，來幫助我們在生活中做出正確的選擇？

嗯，我最喜歡的其中一套公式只有三個要素：

1. 何事，何時，何地，如果，那麼（What, When, Where, If, Then）
2. 閉嘴，馬上採取行動
3. 承擔責任

接下來將進一步討論。

## 何事，何時，何地，如果，那麼

相不相信，只要完成一個簡單的句子，就能讓達成目標的

機率增加一〇〇到二〇〇％？

相不相信，這句話可以在潛意識裡運作，並自動減少一個人對動機、意志力或自制力的需求？

感謝許多心理學家十年來的努力，這句話才得以出現在大家面前，它包含三個部分：「何事」、「何時」、「何地」。

這句話是巴斯大學（University of Bath）一項研究的主題，研究者將兩百四十八個成年人隨機分成下列三組：[2]

1. 第一組受試者必須在開始健身之前，讀一本隨機挑選的小說的其中幾段。

2. 第二組受試者必須讀一本關於「健身有益心臟」的小手冊，並被告知大多數堅持健身計畫的年輕人，罹患心臟病的風險會下降。

3. 第三組受試者也要讀那本小手冊，還必須用下面的句子來訂定一個明確的健身計畫：「下週，我將在〔某一天〕的〔某個時間〕在〔某個地方〕進行至少二十分鐘高強度運動。」

兩週後，研究者發現：

1. 第一組受試者中，有三八％每週至少健身一次。

2. 第二組受試者中，有三五％每週至少健身一次。

3. 第三組受試者中，有九一％每週至少健身一次。

這可不是印刷錯誤。只要寫下打算在什麼時間和地點健身，完成這件事的機率就會大幅提升。

類似結果也可見於其他關於訓練以及分析各種正向行為的研究，包括：乳房自我檢查、飲食堅持、使用保險套、乳房與子宮頸篩檢、補充維生素、酒精攝取量……等。[3]

關於這個現象已經發表了一百多篇研究，皆指向一個非常清楚的結論：如果明確地說出自己要做什麼，以及在什麼時間、地點做這件事，實際執行的可能性就會提高。

例如：

- 「我要在每週一、三、五的早上七點起床，喝杯濃縮咖啡之後就去健身房」，會比「我要開始健身」有效很多。

- 「我每天吃完晚餐都要先坐在陽台讀二十五頁書，然後再看電視」而不是「我每天都要讀書」。

- 「每個月薪水入帳後，我要用家裡的電腦把一〇％薪水轉到儲蓄帳戶」，會比「我要比去年存更多錢」更能快速增加存款。

　　比起仰賴在「對的時間」受到激勵或意志力的驅動，這種「何事─何時─何地」的陳述更能有效操控行為，因為這是大腦的自然語言，能建立一種不需要意識監控或分析的「觸發─反應」機制。

　　如果想從這個過程獲得更多好處，可以再加上另一組語句：「如果─那麼」，研究證明這組語句也能夠增加自我控制。結合這兩種句型，就能夠替未來的行為創造一個強大的潛意識模型。

　　使用「如果─那麼」的陳述像是：如果發生 X，那我就去做 Y。這和「何事─何時─何地」句型的運作原理一樣，讓人能夠預先為生活中的意外和突發事件做準備，從而減少事情失控時所需的自制力或意志力。

　　例如，假設你已經決定在每週一、三、五的早上七點起床，喝杯咖啡之後就去健身房。為了讓這個計畫更完善，就可以加上「如果─那麼」的陳述，想一想可能會阻礙這個計畫的各種情況以及因應方式。

　　下面是一些很好的例子：

- 如果我沒有睡飽，那我還是會在七點起床並且健身。
- 如果我因為各種原因而沒有健身，那我會在下班之後做。

- 如果我下班後不能去健身房，那我就在週六或週日早上九點健身。

你可以用這個句型來延伸每一個「何事—何時—何地」的陳述，尤其是在展開行動之後。因為突如其來的阻礙和複雜情況，讓你必須隨時擴充並調整所使用的系統，也就是納入各種「何事—何時—何地—如果—那麼」的語句。

這種針對理想結果去進行壓力測試的心智活動，就是心理學家所謂的「心智對比」（mental contrasting）。根據漢堡大學（University of Hamburg）、弗萊堡大學（University of Freiburg）和紐約大學的研究，這個方法能夠提升動機，進而克服阻礙、實現目標。[4]

有趣的是，這也可能降低動機——取決於你如何應用這個方法。

這套方法是由歐廷珍（Gabriele Oettingen）所開發，她在二〇一四年出版的《正向思考不是你想的那樣》（*Rethinking Positive Thinking*）一書中解釋：如果你列出所有想得到的潛在阻礙、困難和限制，並仍然相信自己能夠實現目標，就會獲得一股衝勁。而另一方面，在你考量該目標的困難度之後，也可能會意識到它不切實際（例如：在幾個月內從鋼琴新手進步到

能彈奏李斯特的名曲〈鐘〉），或根本不值得追求。

　　不論是提升或降低動機，結果都是正向的。你會更明確、更有自信地往前邁進，或是重新設定更合理的目標。

# 無論如何，先採取行動

　　一九二六年，一位化名為「RHJ」的神祕百萬富翁出版了一本小手冊——《有用的作法》（*It Works*），並將其一生成就（累積財富、克服險境、獲得忠實的朋友）歸功於三項原則。

　　書上提到的第一步很簡單：在能夠呈現具體的結果之前，別談論自己的目標。

　　他解釋說，這樣做有兩個原因。第一，就算失敗了也不用擔心別人的眼光。第二，這會避免人在實際執行之前，只因為說出「我打算要做」就感到自滿。

　　科學證明，這的確是增加韌性的一種簡單、有效的方法。

　　紐約大學的研究表明，一個人如果宣告自己的目標並得到他人認同，反而不會實際執行。而且諷刺的是，這些人通常對自己的（缺乏）進展抱持不合理的樂觀態度。[5]

　　此外，一個人如果沒有公開自己的目標，往往會更努力執

行，也會更客觀地評估自己的進展。

　　例如，在前述研究的另一項實驗中，研究者要求大一法律系的學生在問卷上圈選自己渴望成功的程度，並寫下為了實現目標所做的事。[5] 接下來，其中一半的受試者（實驗組）必須跟小組成員分享自己的目標，另一半（對照組）則是分享自己對一些圖片的看法。

　　最後研究者發現，比起對照組，實驗組會覺得自己更接近目標。

　　原因在於，向別人述說自己的目標會產生一種過早的成就感——「談論一件事而被肯定」就跟「做了這件事而被肯定」一樣，都讓人感覺良好。

　　然而，對自己所做的一切都守口如瓶雖然有其好處，卻不太實際，因為細節最後還是會洩漏出去。但沒關係，科學也證明不需要完全保持沉默。

　　其實用適當的方式跟別人討論自己的目標，能夠讓人繼續堅持並獲得成功。

　　當你要告訴別人你正在做的事，應該著重於自己對目標的決心，而不是該目標本身。也就是：說明正在做的事，但不暗示已經實現或已經完成任何事。

　　例如：

- 「我正努力減掉十公斤」，而不是「我每天早上都去健身房！」
- 「我要努力讓公司在今年內獲利」，而不是「我今年已經有這麼多業績！」
- 「我在學一種外語」，而不是「我已經花了一百個小時在學法文！」

如果你沒有得到任何讚美或肯定，只是換來一句平淡的「不錯啊」，那表示你做對了。

假如你這樣做，就能學會不再依賴外在肯定，進而不需要外在動機和正增強。假如你這樣做，就可以成為一個制定計畫、執行工作、讓成果說話的人。

你也可以運用這項原則去幫助身旁的人，不要誇獎別人宣稱的目標和意圖，而當他們分享自己想要做的事，就鼓勵他們執行。讚美只保留給已經完成的事，而不是打算做的事。

## 承擔責任

還有一種談論目標的方式，也能顯著增加成功的機率，它與責任感有關。

二〇一五年，多明尼加大學（Dominican University）的蓋兒・瑪修絲（Gail Matthews）教授發表了一項研究結果，該研究旨在了解「設定目標」、「陳述目標」、「對目標負責」分別會如何影響一個人的成敗。[6]

這項研究總共包含一百四十九名受試者，並將他們隨機分成五組：

1. 只思考目標。
2. 寫下目標。
3. 寫下目標並制定實現目標的行動步驟。
4. 寫下目標、制定行動步驟，並且把這些步驟傳給一個朋友。
5. 寫下目標、制定行動步驟、把這些步驟傳給一個朋友，此外每週記錄進度，也把進度報告傳給那個朋友。

一個月後，第二組（寫下目標）達成目標的比率高出第一組（只思考目標）四四％。實在讓人印象深刻。

但最驚人的是，第五組（寫下目標、制定行動步驟、把這些步驟傳給一個朋友，並向他們報告每週進度）達成目標的比率高出第一組**七七％**。

這項研究的結果很明確：寫下具體的目標、制訂實現目標

的具體步驟、並營造一種責任感，這顯然非常有利於成功。

有一個簡單的方法，能將這項研究結果應用到日常生活——找一個你喜歡且信任的人，讓對方來幫助你為自己的目標負責。接著進行下列步驟：

1. 跟對方分享自己的計畫。
2. 承諾在下週完成一些明確、具體的事。
3. 一週後跟對方聯絡，讓他問你是否有履行承諾。如果你做到了，就擊掌歡呼。如果你沒做到，就要被他揍一拳。
4. 重複步驟 2 和步驟 3。

好吧，或許你不需要為了沒遵守諾言而挨揍，但應該要承擔一些不好的後果。研究顯示，影響態度、意圖和行為的一種有效方法，就是訴諸恐懼。所以何不好好利用這一點？[7]

你可以自己選擇懲罰的形式，但必須足以讓你在面對誘惑時能三思而後行。要達到這個效果，最簡單的方法就是罰錢，因為不論你有多少錢，損失到某種程度就一定會心疼。

有一種特別熱門的罰錢方式，就是把一筆可觀的錢放在你的責任夥伴那裡，如果你沒有完成每週的計畫，他就會幫你把錢捐給你討厭的團體或組織。（請回想第2章討論「犧牲」時

提到的網站：www.stickk.com）

　　現在，你已經比多數人更加了解如何設定目標、優先排序以及達成目標，並擁有一些有效的策略和工具，幫助你實現夢想。

　　但是在結束本章之前，我想分享一個違背直覺、卻很強大的概念，這是我所學到的教訓：你努力奮鬥的目標，並不像許多人想的那麼重要。

　　大多數的人都知道，任何卓越的成就都需要熱忱，但他們卻很難找到讓自己有熱忱的事物，以為只要恰好發現「對」的目標，自己就會甦醒過來，並擁有成功所需的一切。

　　正好相反，你無法找到熱忱，只能創造它。擅長這樣做的人，會對各種大大小小的事物感到好奇和興奮。反之，則對任何情境都不會充滿熱情。

　　這說明了，為何有些人每天早上都像卡車上滾下的木頭一樣滾下床，然後去經營市值數百萬美元的企業，而有些人則每天都開開心心地起床，然後去整理自己的養豬場，或用牛糞做陶器（是的，你沒看錯）。

第6章　系統化：聰明實現你的目標

　　我認為這與命運無關，因為後者並非從小就夢想著這樣的生活，相反地，他們學會熱愛自己的工作。這是怎麼辦到的？

　　達文西可說是這種精神的終極體現。不論在創作《蒙娜麗莎的微笑》（後來成為史上最著名的畫作），或是在燭光下解剖腐爛的屍體，以找到哪些臉部肌肉和神經會產生微笑，他都一樣樂在其中。

　　我認為這個重要的「祕訣」相當簡單，正如米哈里・契克森米哈伊（Mihaly Csikszentmihalyi）在其二〇〇八年出版的劃時代著作——《心流》（*Flow*）一書中提到：

　　　　山峰之所以重要只因它證明了攀登的合理性，而攀登才是冒險的真正目標。

　　換句話說，目標的重要性只在於它能激發積極的決心，並讓人在奮鬥的過程中找到意義——相較於設定目標的那一瞬間，這才是永恆存在的。

　　如果想要逃離這場戰爭——不再永無止境追逐捉摸不定的熱情女神，真正的方法就是不要太在意自己努力追尋的**事物**，而應該更關注奮鬥過程的**體驗**，也就是從工作中獲得樂趣，並以此展現自己對未來的任何願景——無論想像的是理想的花

137

園,或是革命性的創新概念。

　　這並非表示我們不會自然地被某些目標和活動吸引,或者應該忽視這些愛好或傾向,而是意味著,如果擁有足夠強大的想像力,就永遠不需要令人嚮往的目標,才能激發自己的好奇心或滿足自己的野心。

# 延伸閱讀

### 《動機迷思》,傑夫‧海登著

# 現在就這樣做

回想你在第 5 章結束時訂定的五個目標、計畫或工作，分別為它們制定「下一步行動」（還記得第 3 章的內容嗎？）以及「何事—何時—何地」的語句，並寫下來。

然後，針對這些「下一步行動」分別寫下至少一個潛在阻礙，並用「如果—那麼」語句來因應每一個阻礙。

接下來，該為你在第 5 章寫下的五個目標、計畫或工作準備一位責任夥伴了。

想一想你喜愛和信任的人，這個人會給予支持而不是批評。

問問對方是否願意成為你的責任夥伴，並向他解釋運作方式。對方可能會很樂意接受這項任務。接下來：

1. 在每週的第一天（你可以選擇從哪一天開始）指明你未來七天內要完成的下一步行動。

2. 在每週的最後一天讓責任夥伴確認你是否有履行承諾。

3. 如果沒做到就要接受懲罰。你的懲罰是什麼？提醒：罰錢是一個簡單的方法，而 stickK 網站（www.stickk. com）能讓你輕鬆設定懲罰機制。

4. 每週重複上述步驟，直到完成你的目標、計畫或工作。

希望你樂在其中！

# 第三部分

# 行動至上

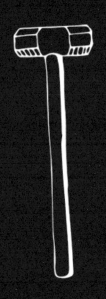

當你帶著正確心態與目標上戰場，卻發現舉步維艱，為什麼？原因出在「人性」。那些潛藏人性的阻力不會消失，而只有掌握它們，你才能一路順風。

## 第 7 章

# 克服內在阻力

在這個相信一切都有捷徑的時代，我們要學的最重要的一課
是：長遠來看，最困難的方法就是最簡單的方法。
——亨利・米勒（Henry Miller），美國文學大師

些人每天這樣說：「我一定要堅持我的飲食和訓練
計畫，徹底改造身材！」、「天啊，我要在還沒忘記
之前把它發到推特。」

然後就發布了一百四十字精心撰寫的推文。

另一些人則若有所思地說：「我應該對此寫一篇文章貼在
部落格上。」

幾小時後，那些人在部落格上貼出一篇上千字的長文，還
花了幾分鐘沉浸在美好的幻想中。

「我已經等不及要練出明顯的肌肉線條了！天啊，我應該來想想要怎麼更新衣櫃——」

「夠了！」突然出現一個聲音。

「什麼？」那些人馬上轉移注意。

那聲音只回了三個字：「動，起，來。」

「啥？」

**「動起來！」**

常常有人跟我分享自己的健康和健身目標。那些人有著精美的試算表、華麗的健身計畫和美好的願景——在沙灘上吸引大家的目光，或是成為內衣廣告的主角。

我的回答總是一成不變。

「聽起來不錯，該展開行動了。」接下來通常是一陣尷尬的沉默。

「嗯⋯⋯對啊⋯⋯為了確保沒有漏掉任何內容，我看了一些建議，也學到一些非常好的訣竅，還諮詢了幾位教練，看看自己是否需要一些專業上的協助。我還在調整這個一年計畫，它看起來真的很棒。來，你看一下——」

「不，你誤會了。聽起來是該實際行動的時候了。是辛苦的行動，你不想採取的行動。」

又是一陣尷尬的沉默。

那些人一直沒搞懂。或者他們根本不想懂。

再怎麼忙都要有實際行動，否則不會成功。

那些人到底是怎麼回事？很簡單，他們在克服「抗拒」的過程中被擊敗了。

「抗拒」既狡猾又無情。你看不到它，但可以感覺到它現在就在心裡盤旋。它會想盡各種辦法來阻止你採取行動，為了達到這個目的，它會說謊和爭辯，並且怒罵、引誘或恐嚇你。為了跟你達成協議，它什麼都說得出口，然後在背後捅你一刀。它不在意你是誰、你想做什麼，也一點都不會內疚。

「抗拒」最討厭什麼？任何具創造性的藝術行動、任何形式的創業與冒險、任何新的飲食或健身方案、任何提振精神的方法、任何類型的知識、任何勇敢的事。簡單來說，「抗拒」討厭任何需要你放棄當下的滿足、追求長期進步和成就的事。

在二〇一一年的暢銷書《藝術之戰》（*The War of Art*）中，史蒂芬‧普雷斯菲爾德（Steven Pressfield）將「抗拒」列為個人的頭號敵人，但他並非第一個這麼做的人。佛洛伊德在一九〇四年就寫道：「精神分析治療通常可被視為一種克服內在阻抗的再教育。」

普雷斯菲爾德分享了許多關於「抗拒」的洞見，包括其致命弱點：抗拒只跟你生命中真正重要的東西決鬥。它想扼殺你

最深切的意圖和渴望、你真正的使命和天賦。沒錯，扼殺它們。但另一方面，它也傳達給你必須努力去做的事——這是你走向自我實現與成功的專屬道路。

「抗拒」會刺激你正面迎戰。當你做其他事而不是為目標努力，它會嘲笑你、把你當魁儡一樣玩弄。但是當你採取了必要行動，它會驚恐地哭叫：「除了努力什麼都可以！」它反擊的方式就是入侵你的心智，並大聲叫囂：「電視！電玩！社交媒體！**除了努力什麼都可以！**」

毫無疑問地，你和「抗拒」之間的戰爭是一場生死鬥。它不斷地說：「你太軟弱了，不可能會贏。你太笨、太懶了。」但你不是。諷刺的是，你的順從會增加它的力量。只有當你允許，它才可能打敗你並獲勝。

但如果你毫無畏懼地採取行動，「抗拒」就會慢慢削弱。你每完成一項任務都是在打擊它，所以只要盡力去做，它的盔甲就會逐漸瓦解，力量也會隨之減退，最後只剩下在你耳邊竊竊私語的鬼魂。當你做得越多，它甚至會停止對你耳語。

如果你想打造一個健康、強壯、充滿活力的身體，或是在生活中創造任何其他正向的事物，例如：一個事業、一筆生意、一段關係，那麼你就是個戰士，頭號敵人則是「抗拒」。

記住這一點。因為當你想關掉鬧鐘繼續賴床，當你在停車

場拖拖拉拉，當你在艱苦的訓練中掙扎，當你最不想做的事就是走進健身房，當你在找藉口逃避，就表示你所抗拒的正是最該做的事。

也請你記住，「未來的你」取決於「現在的自己」。你每一天都面臨著兩種選擇：一點一點地出賣自己，或者現在就開始行動並發揮潛能。今天不做，明天就更有可能拖延。現在開始行動，明天就會更容易一些。

所以別屈服於「好天氣才健身」的誘惑。現在就全心投入，就算這很困難，但你會得到遠比短暫的快樂更好的回報：**成就感**。

這種成就感來自：知道一天結束時又離目標更近了、有達到自己的標準、有能力去做自己該做的事。

所以，你可能不會享受每一次的訓練。但記住，總有一天你會享受訓練帶來的成果。

每一次你在健身房嘶吼、痛苦呻吟、表情猙獰，就等於在前線作戰、抵擋「抗拒」。隨著每一個動作、每一組訓練、每一次鍛鍊的完成，你會逐漸進步，並獲得更多榮耀。

# 延伸閱讀

## 《藝術之戰》，史蒂芬・普雷斯菲爾德著

# 現在就這樣做

戰勝抗拒的第一步就是要先意識到它，這就是現在要練習的活動：覺察你在生活中出現的抗拒。

在接下來的七天，每當你對任何工作或活動產生抗拒，請寫下是在什麼情況下觸發它、它以什麼方式呈現、帶給你什麼感受，以及最後你做了什麼（好或壞的結果）？

寫完這一週的日誌之後，回顧你的紀錄以獲得任何洞察的結果。

在這些引發抗拒的事物中，是否有任何明顯的模式？比如說特定的人、地點或情境。如果有特定模式，你會採取什麼行動來加以避免？

另外，如果你想運用群眾智慧，跟一群正向、彼此支持且志同道合的人討論，並一起努力成為最棒的人，請加入我的臉書社團，網址如下：

www.facebook.com/groups/muscleforlife

這個社團裡的成員能夠回答你的問題、鼓勵你前進、為你的勝利歡呼，在你挫折時給予安慰，而你也能為他們做同樣的事。

只要連結上面的網頁，點選「加入社團」，我的一個團隊成員會批准申請，你就可以準備加入我們的行列。

第 8 章

# 態度：
# 你有多想達成目標？

今天的你戰勝了昨天的自己，
明天的你將會戰勝軟弱的人。
——宮本武藏

八九九年二月二十二日，一個名叫阿爾伯特·哈伯德（Elbert Hubbard）的商人在忙碌了一整天之後，坐在書桌前振筆疾書了一個小時抒發其感慨。

那篇文章是在描述羅文（Rowan）中尉經歷了長途跋涉、重重險境，最後終於完成一項任務。哈伯德的兒子認為羅文才是美西戰爭的真正英雄，如果不是他把訊息傳遞給加西亞（Garcia）將軍，老羅斯福可能永遠都無法率領莽騎兵（Rough

Riders）登上聖胡安山（San Juan Hill）並獲得勝利與名望，而古巴也可能永遠不會從西班牙獨立出來。

　　哈伯德在文章中激動地宣稱，正是因為羅文這類人物的存在，世界才能夠維持正常運轉。

　　當時哈伯德沒有多想，連標題都沒下，就直接把這篇文章刊登在他創辦的《非利士人》（*The Philistine*）雜誌上。殊不知這一期出版後不久，就有人要求加印，接著又湧入越來越大量的訂單，美國新聞公司甚至訂了一千本。

　　哈伯德被這種前所未有的銷量嚇傻了，便詢問他的員工，是哪篇文章引起了轟動？

　　一個職員告訴他：「就是在講加西亞的那篇。」

　　隔天，一封電報被送到哈伯德的辦公桌上，原來是紐約中央鐵路公司的官員想要以小冊子的形式，訂購十萬份「關於羅文的那篇文章」，並詢問價錢以及最快何時能寄達。

　　這個小冊子又衍伸出許多版本，每種版本的印量都超過五十萬冊。後來它被取名為《把信送給加西亞》（*A Message to Garcia*），到一九一三年時，總共印製了數百萬冊，被數百家雜誌和報紙轉載，並翻譯成好幾十種語言，直到今日仍在銷售中。

　　我想跟各位分享這篇二千多字的文章。我認為，我們都應

該立志成為那個能把信送給加西亞的人。

# 把信送給加西亞
### 阿爾伯特·哈伯德　著

在所有關於古巴的故事裡，有一個人在我的記憶中，就如位在近日點的火星那般耀眼。

美西戰爭爆發時，美國必須立刻聯繫古巴的起義軍首領——加西亞將軍。但加西亞藏身於山間要塞，沒有人知道確切的位置，信件和電報也無法送到他手上，但是當時的美國總統麥金利（McKinley）又必須盡快取得他的合作。

這下該怎麼辦？

有人告訴總統：「如果有人能幫你找到加西亞，一定是那個叫羅文的傢伙。」

於是他們把羅文找來，交給他一封給加西亞的信。至於那個「叫羅文的傢伙」是如何接過信，用防水油布袋把它封好，並綁在自己的胸口，然後乘著一艘扁舟，在四天後的一個夜晚

登陸古巴海岸，接著隱沒在叢林裡，三週後成功地徒步穿越這個危機四伏的國家，順利把信送到加西亞手上——這些細節通通不是我現在要談的重點。我要強調的是：麥金利總統交給羅文一封寫給加西亞的信，而羅文接過信之後卻沒有問：「加西亞在哪裡？」

天啊，像羅文這樣的人，我們應該為他鑄造銅像，並樹立在每一所大學。年輕人需要的不是什麼書本上的知識或別人給的種種教誨，他們需要培養一種堅毅不撓的骨氣，才能忠於別人的託付，迅速採取行動，並全心全意達成任務——「送信給加西亞」！

加西亞將軍現在已不在人世，但處處都有其他的「加西亞」。任何一個努力經營著大型企業的老闆，都不時震驚於某些員工的庸庸碌碌——那些人要不是無能，就是無心把一件事做好。

他們似乎已經習慣在工作上敷衍了事、漫不經心、疏忽散漫、三心二意。除非不擇手段、威脅利誘地強迫或賄賂別人幫忙。又或者，仁慈的上帝創造了一個奇蹟，派遣光明天使去幫他們，否則無法把事情辦妥。

不信的話，你來做個試驗：現在你坐在辦公室裡，有六個員工供你差遣。你找來其中一個員工，並對他說：「請查一下

百科全書，把柯雷吉歐的生平做成一份簡報交給我。」

他會平靜地說：「是，老闆。」然後就開始去做嗎？

絕對不會。他會用困惑的眼神看著你，然後問下列其中一個或數個問題：

「誰是柯雷吉歐？」

「哪一本百科全書？」

「百科全書放在哪裡？」

「這是我的工作嗎？」

「你是要找俾斯麥吧？」

「怎麼不叫查理去做？」

「這個人死了嗎？」

「你很急嗎？」

「還是我把百科全書拿來，你自己查？」

「為什麼要查這個？」

而且我敢打賭，在你回答完所有問題、解釋如何查到相關資料，以及做這件事的理由之後，他十之八九會去找另一個員工來幫他尋找「加西亞」，然後回來告訴你：「沒有這個人。」當然，我可能會賭輸，但根據平均數定律，我的贏面很大。

如果你夠聰明的話，就不會費心地向你的「助理」解釋：柯雷吉歐是列在索引 C 底下，而不是索引 K。反之，你會親

切地笑著說「沒關係」，然後自己去查。而該員工這種被動的行為，愚鈍的品格，軟弱的意志，不願承擔責任的作風，正是阻礙社會主義發展的病根。如果一個人無法為自己行動，又如何指望他為別人服務？

看來我們需要一位緊迫盯人的主管。員工基於害怕在週六晚上被「炒魷魚」，所以會乖乖待在工作崗位。

你刊登廣告招聘一名速記員，來應徵的人當中，十個有九個不會拼字也不會打標點符號，甚至覺得這不重要。

這種人有辦法把信送給加西亞嗎？

「你看那個會計員。」一間大工廠的老闆對我說。

「看到了，怎麼樣？」

「嗯，他是個好會計。但如果我派他去城裡辦點事，他可能會完成任務，也可能在途中溜進酒吧，等他到了市區，還可能忘記自己到底是來幹嘛的。」

你放心讓這種人送信給加西亞嗎？

最近，我們聽到許多人對那些「在血汗工廠被壓榨的工人」、「為了謀求一份正當工作而四處奔波的人」表達深切的同情，也經常聽到對雇主的嚴厲批評。

但從來沒有人提到，日漸衰老的雇主白費了多少力氣，仍無法讓那些不求上進的懶散員工變得勤奮。也沒有人提到，雇

主耗盡多少耐心,試圖「提點」那些偷偷打混摸魚的人,卻毫無成效。每間公司和工廠都有整頓機制以淘汰不適任者。雇主經常開除那些對公司沒有助益的員工,並雇用新人。無論景氣有多好,這種優勝劣汰機制仍會持續進行。只有在景氣很差且工作機會不多的時候,才會比較仔細地揀選人才,但無論如何,離開的永遠都是那些不稱職、沒有價值的員工,只有最能幹的人會被留下。每個雇主為了自身利益,都只會留住最優秀的職員——那些能夠把信送給加西亞的人。

我認識一個非常有才華的人,但他沒有展現自己的能力,對別人來說也毫無用處,因為他總是偏執地懷疑雇主在壓榨自己,或打算壓榨自己。他無法下達指令,也不願接受別人的命令。如果要他把信送給加西亞,他可能會說:「你自己去。」

今晚,這個人走在街上找工作,冷風吹過他破舊的外套。認識他的人都不敢雇用他,因為他經常煽動不滿的情緒,也很不可理喻,唯一能讓他印象深刻的方法只有踢他一腳。

我當然知道,這種道德不健全的人遠比肢體殘缺者更可憐,但對於那些用盡畢生心力去經營一個偉大事業的雇主,我們也該掬一把同情的眼淚。這些雇主在上班時間之外還超時工作,為了養活那些漠不關心、偷懶被動、不知感激的員工而白了頭髮。那些員工要不是受到公司的照顧,早就挨餓受凍,甚

至無家可歸。

　　我說得太誇張了嗎？也許是吧。但就算全世界都變成一個貧民窟，我還是想為成功者說句公道話：一個人不畏艱難、帶領眾人打拼而且成功了，最後卻發現什麼都沒得到，只有僅供溫飽避寒的食物和衣服。我曾帶著便當，為了掙幾塊錢而替別人幹活，我也當過雇主，所以深知這兩種角色的心聲。貧窮本身並不美好，衣衫襤褸亦非人所願。不是每個雇主都貪婪、專橫，正如窮人也非各個都品格高尚。

　　我敬佩的是這樣的人：無論「老闆」是否在公司，都一樣認真工作的員工。當你交給這種員工一封給加西亞的信，他會沉著地接下任務，不會多問任何愚蠢的問題，也不會企圖把它扔進最近的排水溝，而是會全力以赴地將信件送達。這種員工絕對不會被「開除」，也不會為了加薪而罷工。文明社會就是鍥而不捨地尋找這種人的漫長過程。這種員工很罕見，而其提出的任何需求都會獲得滿足，因為沒有哪一個雇主能夠承擔失去他們的損失。每個城市、鄉鎮和村莊，每間辦公室、店鋪、公司和工廠都需要他們。全世界都迫切需要這種人──能把信送給加西亞的人。

我可以想像得到，這篇文章在 Medium 上不會獲得太多掌聲，在推特上也不會有很多人轉發。

你可能會對這篇文章反感，本能地抗拒它的直白用語和嚴厲口吻。如果這就是你的感受，我建議你別不把它當一回事。

先想一想：

如果你能像羅文中尉一樣把信送給加西亞，你將永遠不缺工作、讚美或成就。如果你能做到這件事（無論它是什麼、無論出現什麼情況），雇主就會請求你為他工作，同事會佩服你的能力，後代子孫會對你刮目相看。

如果你能把信送給加西亞，就是可靠、負責、堅毅的人，不會只是抱怨，而會勤奮地思考與工作。正如巴克明斯特·富勒（Buckminster Fuller）的名言：「要改變現狀，只有建構一個新的模式，好讓既有模式過時。」這類型的人理應受到尊重。

哈伯德這篇文章也點出一個事實：如同羅文傳遞那封信的方式，最有效率的人通常比較不拘小節，甚至具有一點獸性──不是邪惡或欺壓別人的那種，而是指積極進取的獸性。

心理學先驅──威廉·詹姆斯（William James）曾說：

「我們都可能因為各種目標而變得野蠻。好人與壞人的差別取決於選擇哪一種目標。」

訓練能夠幫助自己發掘這種獸性的一面。你必須有點野蠻才能做大重量的推、拉和深蹲。你必須有點兇猛才會去挑戰今日訓練菜單（WOD）——這可能會讓人把午餐吐在地上。你必須有點狠心地奔跑，直到肺部和腿部都燃燒起來。

要把身體推向極限，除了需要「激勵」、「動機」和「積極」，更需要一點「野蠻」——這正是把信送給加西亞所需具備的特質。

這就是何以我經常思考自己和獸性之間的關係。當我早上五點半起床健身，然後展開十個多小時的工作，我想到這件事。當我晚上氣喘吁吁地在飛輪上衝刺，我想到這件事。當我洗冷水澡、趕在死線前交稿、筋疲力盡地奮鬥，甚至是喘口氣、恢復體力，準備面對下一場戰鬥，我都在想這件事。

我會想到獸性，是因為在很多比賽中，贏家不見得是最厲害的人。只要比別人更堅不可摧，就能獲勝。

在十九世紀的鬥狗比賽中，鬥牛犬是最難纏的對手。為什麼？牠們並不是最強壯、最敏捷或最兇狠的狗，但牠們脖子上多餘的脂肪和皮膚，使其喉嚨不易被咬斷，其他品種的狗必須更猛烈進攻才能咬死牠們——這就是獸性，也是鬥牛犬之所以

強大的原因。

　　當你不屈不撓地堅持下去，當你承受大量打擊才得以占據領先位置，當你學會擁抱、甚至渴望這個過程，就具備了獸性。雖然你不可能每次皆贏，但戰鬥力會完勝一般人。

## 延伸閱讀

**《行動》（*Do the Work*），史蒂芬・普雷斯菲爾德著**

# 現在就這樣做

回顧你在第4章寫下的楷模，並反思（或設法找出）他們必須怎麼做、克服什麼困難，才能把信送給加西亞。

他們克服了種種困難之後，獲得哪些成就？他們拒絕放棄什麼？不讓誰阻撓自己？寫下答案，並描述你在日常生活中，可以如何運用這些人帶來的寶貴經驗。

具體而言，請寫出一個近程計畫，讓你可以在下週效法他們的作為。接著，寫出一個可以在下個月執行的中程計畫。

以我最欽佩的歷史人物之一——亞歷山大大帝為例。

此人帶著五萬名馬其頓士兵，踏上史詩般的旅程：他率領士兵千里迢迢行軍到已知世界的盡頭，並帶領眾人在數十次圍城、戰役和衝突中贏得勝利——包括人數比他們多好幾倍的地方。最後終於推翻了波斯帝國，並建立迄今版圖最大的王國之一。一切只因為他有這個能力。

在一場戰役中，亞歷山大率兵攻打馬利（Malli）——這座城鎮是印度旁遮普（Punjab）地區最兇猛的部落之一。

當時印度已經輸掉幾場與馬其頓的戰鬥，遂在其最堅固的要塞進行最後的抵抗。亞歷山大的士兵試圖攻進堡壘，卻破壞不了城牆。於是亞歷山大自己抓住梯子爬上牆壁，後面跟著三

名部下。他立刻殺出一條血路,穿過印度的守衛軍,躍進這座城鎮,並繼續和隨從及護衛一起並肩戰鬥。

這時,亞歷山大的軍隊開始狂爆起來,他們瘋狂地想在失去國王之前攻進要塞。在城牆內,亞歷山大的胸口中了一箭,但他繼續防衛自己,直到失血過多而倒地,只有兩名部下用盾牌保護他不受敵人的落石和箭雨攻擊。

最後,馬其頓士兵用肩膀撞開城門並衝了進去,及時救出亞歷山大。士兵們帶來一副擔架,要把亞歷山大移送到附近的船上治療傷勢。但亞歷山大為了展現其勇氣與榮譽,下令找一匹馬來,然後爬上馬背、騎著馬穿過士兵的隊伍,向他們保證自己絕對不會死。

歷史學家菲利普·弗里曼(Philip Freeman)教授在其二〇一一年的精彩著作——《亞歷山大大帝》(*Alexander the Great*)中,有著如下描述:

> 當他恢復了一些體力,軍官們便開始責備他,說他身為一位國王,在城牆上的表現雖然勇敢,卻是愚蠢的行為。接著又說,軍隊裡還有很多人能夠做這件事,以這種方式冒生命危險並不是指揮官的職責。亞歷山大不知道該如何向戰友們解釋,對他而言,這種舉動才是國王該盡的

本分。面對這樣的批評，亞歷山大走出帳篷，踱步到營地。有個頭髮斑白的老兵來自希臘中部波也奧西亞（Boeotia），他聽說了同袍對亞歷山大的指責，便走向這位國王，直視雙目，用家鄉的方言說：「亞歷山大，真正的男人應該做勇敢的事。」亞歷山大用力擁抱這位老兵，並視他為一輩子的好友。

我的收穫來自這個故事的結尾。為什麼亞歷山大堅持冒那個風險？因為這樣做才是真正的男人——這就是他想成為的人。我讀完這篇文章，便開始思考**自己想成為什麼樣的人**？**我的**核心價值是什麼？經過反思，答案如下：

- 成就
- 承諾
- 一致性
- 勇氣
- 創造力
- 學習新知
- 熱忱
- 誠實
- 負責

　　我希望自己的行動能讓我有自信地說：我就是最重視這些價值的那種人。

　　所以，雖然我經歷了許多人生的起伏，但藉由做出更好的決定而不是糟糕的決定，我的生活仍然維持在一個正向的軌道上。我期望只要忠於自己想成為的那種人，一切就會獲得改善，並越來越順利。

　　但如果我背棄這些原則，開始追求大多數人夢寐以求的東西（金錢、名望、肉體的歡愉……等等），那就會成為我瞧不起的那種人，這肯定會導致自我墮落。當我差點要誤入歧途，就會想起這一點，這種思考幫助我避開那些肯定會帶來麻煩的人、情境和決定，而這些麻煩都是不必要的。

　　再回到本章的練習：接下來我要想一個近程計畫和一個中程計畫，進而分別在下週和下個月效法亞歷山大的精神——在生活中勇敢堅持自己的信念。

　　近程計畫：每天比平常更早起，這樣我在去健身房和辦公室之前，就能先做一些額外的閱讀（**學習新知**）。

　　中程計畫：加班完成本書初稿（**成就**），這樣就能如期在夏季出版。

# 第 9 章

# 如何不再找藉口？

擅長找藉口的人，很少擅長做其他事。
——班傑明·富蘭克林（Benjamin Franklin）

人們總是說：「有一天我會過著最棒、最幸福的生活。」
「我每天早上會在最美好的時光醒來，做最好的訓練，吃最健康的食物，和最喜歡的人一起做最愉快的事。」

人們還會說：「有一天我會減掉肚子上的脂肪、學會某個樂器、升遷到經理的職位、寫出一首家喻戶曉的詩。」

問題是，那一天永遠不會到來，因為永遠都有明天、下週、明年、下輩子。永遠都有藉口說**今天**不是「那一天」。

每當有人說：「我想做 X，但我做不到，因為 Y。」這幾

乎全是廢話，除非 Y 是「我不是真的想做X」。

所以，生活中絕大多數的事都取決於「必要性」。事實上，我們很少有真正做不到的事，關鍵在於是否有迫切感和行動意願。當我們對自己撒謊、講些違心之論，其實是在展現：辯解比成就更吸引人，藉口比卓越更誘惑，舒適比挑戰更令人嚮往。

我們之所以很愛找藉口，是因為它保證我們不會遭受痛苦、尷尬和挫折，並誘使我們擺脫困境。如果沒有藉口，我們就要面對不想面對的事，做不情願做的工作；必須每天都在戰爭最前線，證明自己還算稱職。少了藉口，「已經達成的目標」永遠都不夠，我們必須不斷地努力及成長。

這個世界也很愛提供我們藉口。別人總是迫不及待地證明我們的缺點與不足之處，並藉此為他們自己開脫。還有一種「普世藉口」，能為生活中的任何失敗提供掩護。

正向心理學先驅—— 查爾斯・斯耐德（Charles R. Snyder）博士表示：這種「自我設限」（self-handicapping）會以很多種方式呈現，從常聽到的「我過得好辛苦」，到比較特定的，例如棒球投手在比賽前抱怨手臂酸痛，以避免自己因為表現差而受責備，而如果投得很好則會因此備受讚揚。[1]

心理疾患和症狀（如特定的焦慮症、恐懼症）也是失敗的

常見藉口。一九八四年，斯耐德博士在接受《紐約時報》採訪時表示：「有些人用考試焦慮、膽怯，甚至慮病症等問題作為藉口，來逃避他們所害怕的失敗情境。自我設限提供了一個萬能的逃生口。」[1]

我們或多或少都有意識到：自己總是用各種藉口來逃避不想面對的現實。這是一個危險的遊戲。藉口就像荷馬在《奧德賽》中提到的忘憂果（lotus fruit），它具有麻醉效果，能給予安慰、扭曲現實感，並腐蝕精神和意志。在極端情況下，編造藉口會讓人刻意安排自己的生活以符合其偽裝。

從科學的角度來看，藉口越多，就越容易失去心理學家所說的「內在控制信念」。所謂的內在控制是為自己的成功與失敗負責，而不是把多數（或全部）責任歸因於自己無法掌控的因素（外在控制）。

舉例來說，一個具有強烈內在控制信念的運動員，會把成功歸因於自己的努力而非天賦。同樣地，一個具有內在控制信念的企業家，會把失敗歸因於工作上的失誤，而非運氣不佳。

自一九五〇年代開始，心理學家便不斷研究人的控制取向，並發現內在控制和下列情形相關：學術成就較卓越、自我激勵和社會成熟度較高、壓力與憂鬱的發生率較低、壽命較長。[2]

科學家們還觀察到，具有內在控制信念的人往往會賺更多錢、擁有更多朋友、維持更好的婚姻狀況、在專業領域上獲得更多的成功經驗和成就感。

總結來說，當我們拒絕放棄、不願走捷徑、不為自己的軟弱找藉口、不因自己的處境而咒罵別人或其他事物，就是在發展一種根本的特質，正是這種特質讓傑出人士有別於其他人。

想像你是一個十一歲的男孩，夢想著從高中畢業。這個男孩住在飽受戰爭摧殘的烏干達偏鄉，六歲時全家都死於疾病，而祖母負擔不起每個月四十三美元的學費。如果你是這個男孩，會怎麼做？你要如何生存下來，甚至擁有美好的前程？

這曾經是阿里奈特維（James Kassaga Arinaitwe）的真實處境，他不願放棄自己想要接受良好教育的目標，更不願放任自己跟其他人一樣在田裡工作。所以他想了一個計畫：賣掉一隻山羊換取鞋子、衣服和車票，然後去找一個住在烏干達總統的鄉間別墅附近的阿姨，接著潛入總統別墅，躲開警衛的盤查，誠懇地請求總統協助。

他真的這麼做，而且成功了。如今阿里奈特維擁有兩個碩士學位，是「烏干達教育」（Teach For Uganda）的共同創辦人和執行長，並致力於提升家鄉每一位兒童的受教育機會。

請你再想像自己因為寫了批判政府的文章而被逮捕，並被

遣送到勞改營監禁八年，那裡的囚犯平均只能活過一個冬天。
你會怎麼做？該如何看待自己的命運？

　　這個故事的主角就是索忍尼辛（Aleksandr Solzhenitsyn）
——抵抗德國納粹的蘇聯上校。一九四五年二月，索忍尼辛在
東普魯士服役時，因為在寫給朋友的私人信件中批評史達林指
揮戰爭的方式，而被蘇聯反間諜組織（SMERSH）逮捕。同年
七月，他在沒有出席的情況下被審判定罪，罪名是「反蘇維埃
宣傳」和「成立敵對組織」，因此被送到古拉格勞改營。

　　索忍尼辛在勞改營待了一段時間，親眼目睹共產主義極權
的純粹邪惡之後，便開始反思自己到底是如何走到這一步。這
是誰的錯？他該怪誰？希特勒？史達林？上帝？

　　最後索忍尼辛得出不同的結論：這是他自己的錯，追根究
底，他也是這場災難的幫兇之一。他已完全背棄真理，假裝沒
看到社會正墮落成一個野蠻的獨裁政權。更糟的是，他一直努
力地把獨裁者的暴政推向全世界，對其同袍的種種暴行視而不
見，任由他們掠奪並處決平民、將婦女和年輕女孩輪姦至死、
轟炸並掃射難民。

　　索忍尼辛在其一九七三年的震撼著作《古拉格群島》
（*The Gulag Archipelago*）中，對此描述如下：

　　沒有什麼比堅持思考自己的罪行、過失與錯誤,更能幫助我們內在全知的覺醒。經過多年如此艱難地反覆思考,每當別人對我說起我國大官們的冷酷、行刑者的殘忍,我總回想起戴著上校肩章的自己,想起我的砲兵在戰火紛飛的東普魯士行軍前進。於是我回答:「難道我們比他們好嗎?」

　　索忍尼辛堅持為自己的所有處境扛起責任,並拒絕指責別人,這種態度促使他寫了《古拉格群島》。他在這本書中記錄自己在奴隸勞改營的歲月,並把它像魚叉一樣扔向蘇聯,拋出致命的一擊。這本鉅作摧毀了史達林政權僅存的一點道德信譽,加速其垮台,最終獲得了諾貝爾獎。

　　阿里奈特維和索忍尼辛這樣的人都具有一種與眾不同的能力──無論發生什麼事,都會實現自己的承諾。

　　正如集著名時裝設計師、編劇、奧斯卡金像獎提名導演於一身的湯姆・福特(Tom Ford)所說:「我想我就是這樣的人──如果決定要做一件事,就絕對會做到。」

　　湯姆・福特選擇放棄建築並轉而追求時尚事業時,曾連續一個月每天打電話給知名運動服裝設計師凱西・哈德薇克(Cathy Hardwick)要求面試。最後哈德薇克勉強答應,希望

能就此擺脫這個傢伙的糾纏。她在電話中聽完湯姆‧福特滔滔不絕地演說後，詢問他多久能到達她的辦公室面談。兩分鐘後，湯姆‧福特出現在她辦公室門口，原來他剛剛在大廳打電話。

湯姆‧福特成功說服了哈德薇克雇用他當設計助理，兩年後，派瑞‧艾力斯（Perry Ellis）邀請他去設計牛仔褲。一九九〇年，他又搬到米蘭為古馳工作，並在接下來的十年裡，把古馳從一家年銷售額約兩億三千萬美元、岌岌可危又過時的皮件公司，變成年收益超過三十億美元的時尚巨擘。

湯姆‧福特的成就和其樹立的典範證明了一個簡單的事實：必須全心全意地投入一件事，才能獲得任何有價值的東西。

請記住上述這些人的故事，當你打算說「我做不到」時，想一想你要說的是：

「我做不到每週去健身房幾天」，還是「我不是很想去」？

「我明天沒辦法早起訓練」，還是「我不想早起」？

「我沒辦法不吃速食、自己準備三餐」，還是「我不想控制飲食」？

頗具影響力的作家——查爾斯‧布考斯基（Charles

Bukowski）直言不諱地發表了以下不朽的真理：

> 如果你已經打定主意，那就堅持到底，否則乾脆不要開始。
>
> 這可能意味著失去摯愛、家人，甚至理智。也可能意味著三、四天沒進食、在公園的長椅上挨凍、坐牢、被嘲笑或挖苦──終至孤立。而孤立反而是賞賜，其他則是在考驗你的耐力，測試你有多想去做這件事。
>
> 就算會遇到很多阻礙，就算有最壞的打算，而你仍然勇往直前，這會比你所能想像的任何東西還更美好。
>
> 如果你已經打定主意，那就堅持到底。這會帶給你前所未有的感受。你將與神並肩同行，熊熊烈焰會照亮黑夜。你必定能駕馭自己的人生，直奔幸福與歡樂。這是唯一值得投入的戰鬥。

這就是力量的來源，這就是打敗藉口的唯一祕訣，這就是克服「不可能」的方法。

# 延伸閱讀

**《鋼鐵意志》（*Make Your Bed*），威廉・麥克雷文（William H. McRaven）著**

# 現在就這樣做

寫下五個別人用來阻礙他們自己的藉口。

為什麼這些藉口根本就沒有說服力？如果那些人真的想做，他們會怎麼做？盡可能去問「為什麼？」直到了解真相——他們失敗的真正原因。

例如，假設一個人沒有堅持他的訓練計畫，為什麼？他說自己很難早起去健身。為什麼？他說自己「不是晨型人」。為什麼？他習慣晚睡。為什麼？因為他會看電視到深夜。

所以，這個人停止訓練的真正原因是：看電視對他來說比健身更重要。

現在寫下五個你阻礙自己的藉口。

為什麼這些藉口根本就沒有說服力？如果你真的想做，那會怎麼做？同樣地，盡可能去問「為什麼？」直到你了解真正原因。

第 10 章

# 閉嘴，動起來

許多人都錯過了「機會」，因為它穿著一件連身工作服，

看起來就像是工作的樣子。

——愛迪生

，這位讀者。

沒錯，就是**你**。

（戳戳你的胸膛）

閉嘴，開始訓練吧！

噓，我知道，你不用再說了。

我已經從數百人——喔不，是數千人口中聽過同樣的話，那些人永遠都在「計畫」健身。

你真的很想擁有健康的體態，但實在沒有時間訓練，或是

需要更多的睡眠，或有某些顧慮，或缺乏相關知識和經驗，或你的中學體育老師曾經強迫你跑好幾圈操場直到吐出來，所以你現在很討厭運動。

我才不在乎這些理由。我在訓練了，而你還沒開始。就是這樣。

所以別鬧了，閉嘴。閉，嘴。開始訓練。

是的，這很困難。有時候，你會覺得有如吞噬太陽、遛一隻一百公斤重的狗，或抬起死去的大象那麼難。規律的訓練需要紀律、努力和犧牲。天下沒有白吃的午餐，必須先付出才有收穫。

但醒醒吧，訓練其實沒那麼難。這不是真人格鬥，也不是量子力學，甚至不是代數。

我又不是要你拿著刀劍和盾牌進入競技場、跟鱷魚搏鬥，或是吃油炸毒蜘蛛。見鬼了，我甚至不是要你在公開場合出糗，或把公共廁所地上的尿漬擦乾淨。

我只是請你每天移動尊臀到一堆金屬面前，然後像個野獸般地把那堆金屬拿起來、再放下去，直到你的肌肉燃燒且全身酸痛。

「鏘！」「咚！」「碰！」這個儀式的美妙合聲，是在致敬大自然之母對所有創造物最神聖的試金石——適者生存。所

謂「適者」，不是指最富有、最聰慧、最善良，而是具備連金錢都買不到的力量與紀律。智慧無法讓你堅不可摧，善良無法阻止你被世界碾壓。

所以閉嘴，開始訓練。

別再紙上談兵，別繼續查相關資料——甚至暫時別讀我寫的內容。只要你開始訓練，我會在這裡等你。你先專心去做，繳完健身房的會費並開始健身，再回來繼續閱讀這本書。否則一切都只是前戲，甚至只是自慰，這樣是沒效果的。

*我真的很想健身，可是……*

可是什麼？都是一些廢話。

作家努力寫作，業務員銷售商品，政治家談論政治，而我們的職責就是鍛鍊自己的身體。

哦？你害怕嗎？我明白了。

開始訓練意味著拋棄藉口，拋棄自我毀滅的習慣，拋棄自艾自憐的把戲。這也意味著敞開心胸接受批評與失望，意味著向全世界宣告自己並不完美，並鼓起勇氣提高自己的標準。

相信我，我知道你的難處，真的。但我才不在乎，又不是要你沒帶降落傘就跳下飛機，也不是要你吃臭酸的生魚片。沒人躲在暗巷裡準備偷襲你，子彈上也沒寫著你的名字。

所以開始訓練吧。就是現在。去，鍛，鍊。別讓我逼你。

什麼？你沒時間？喔，好吧。幹嘛不一開始就先講？那你可以離開了。

別傻了，誰有時間去做所有自己想做的事？連一半都做不到。我很遺憾，生活並不是像禮物一樣包裝精美，好讓你在富有禪意的舒適、幽靜狀態下鍛鍊。大家都一樣。面對現實吧，人死的時候一定還有一大堆待辦事項，你最好保證「開始訓練」不在那份待辦清單上。

你害怕自己搞砸嗎？擔心像其他失敗者一樣放棄嗎？歡迎來到人類的世界，成為我們的一員。沒有人想要跌個狗吃屎。這可能會留下傷痕、被別人瞧不起，甚至我們也可能鄙視自己。但每個人都會摔跤，而強者會重新站起來，並且變得更有智慧，不讓自己再次跌倒。

還是說，沒有人認同你的健身計畫？這一點也不稀奇，人總是喜歡嘲笑自己不理解的東西，也熱愛嘲諷自己未曾擁有或做不到的事。所以何必管別人怎麼想？當你不被看好，才會知道自己有所進展。忘掉魅力與名望吧，那些東西會褪色且失去光芒。爛泥和榮譽才會讓人越來越好，它們才是真正的寶藏。

總歸一句話，你要嘛訓練，要嘛不訓練。如果是後者，那我也幫不了你，既無法強迫你，也不能把你懶惰的四肢綁在我身上，代替你去做。這是你自己的責任。

　　所以閉嘴，開始訓練。先把書闔起來，快去健身，無論現在能做什麼都好。從一百個伏地挺身開始，然後做一些衝刺訓練。別管那是否太隨性，別在意那是否毫無意義。去進行高強度的運動，盡情享受身上的每一滴汗水，然後再繼續堅持一會兒。

　　一旦完成今天的訓練就停下來，並為自己感到驕傲。把原先的自我懷疑拋到牆角，因為你已經做到了。你開始訓練了，尖叫——不，怒吼吧，像個征服者一樣吼出來。

　　**我說吼出來，該死的！**

　　明天呢？

　　這個計畫是以「閉嘴」開始，並以「訓練」結束。別詢問朋友是否願意陪你一起進行，別思考這會有多困難，更別想告訴自己該休息一下。

　　你該做的是健身。

　　一旦你堅持下去，就可以宣稱自己正在訓練了。

# 延伸閱讀

**《美國第一健身強人，科學化鍛鍊全書》（男生專用）或**
**《更精瘦、更強壯》（女生專用），我本人寫的☺**

# 現在就這樣做

在閱讀本書接下來的內容之前，至少完成一項訓練，即使是隨意的徒手健身也行，像是：

- 做伏地挺身直到力竭，共進行三組，每組之間休息兩分鐘。
- 做徒手深蹲直到力竭，共進行三組，每組之間休息兩分鐘。
- 做波比跳（burpees），一百下為一組，盡可能做越多組越好。
- 做開合跳，一百下為一組，盡可能做越多組越好。如果你是個被虐狂，每組開合跳之間額外進行五次衝刺跑：全速快跑十秒鐘，休息一分鐘。

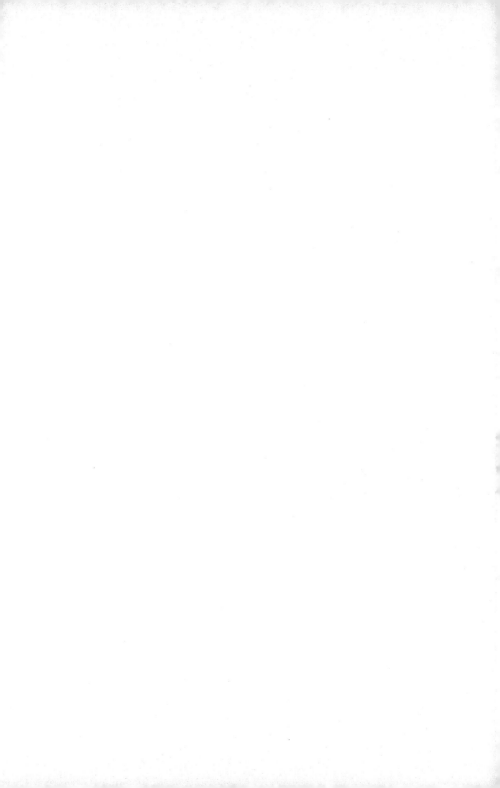

# 第四部分

# 維持正向循環

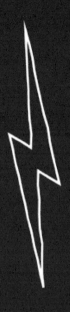

你的目標達成了嗎？是一週的短期目標，還是三年的長期目標？對於自律者來說，一路保持最佳狀態、持續往人生目標邁進才是最難的事。

第 11 章

# 訓練狀況不佳？
# 開啟自我對話

輕鬆的選擇，帶來困難的人生。

困難的選擇，迎來輕鬆的人生。

——傑西・格里格里克（Jerzy Gregorek），奧運舉重之獅

**你**不想去健身房，那裡一切都沉重得嚇人。你只是去做做樣子，倒數著還剩幾組訓練才能離開。

這是常有的事。

我也有過狀況很糟的時候，有時整個禮拜都是如此，有時一週兩次。還有一回，我得熬過一整個要命的訓練課程，那時我彷彿得了低劑量的輻射中毒，每一次訓練都只是汗流浹背地痛苦呻吟，毫無意義與目的。

怎麼一回事？因為我有時會睡眠不足或工作過度，有時必須忍受身體酸痛或緊繃。還有一些時候，我就是無法專心地進入狀況，原因大概只有恐怖魔王克蘇魯（Dread Lord Cthulhu）最清楚。

這也是常有的事。問題在於，這些日子——這些要命的日子真的很讓人窒息，它們把你的生命都榨乾，對吧？

不過，經歷糟糕的訓練是很正常的，就像生活中也會遇到糟糕的工作和家庭狀況，或是糟糕的直腸科醫生。這些都只是遊戲的一部分，是我們所做的每一件事的基本元素。

事實上，訓練本來就應該很艱辛——這是關鍵所在。因為簡單的事情都很無聊，像是修剪私密處的毛髮或是玩拇指摔角，這些雖然是很好的活動，但沒有太大的意義。成為色情片狂熱者永遠都不會讓一個人達到馬斯洛金字塔的頂端——自我實現。所以別搞錯了，訓練（以及打造最健康的身體）並不是修剪體毛或是打包雜貨之類的事，雖然有時感覺類似。

想一想：改變你的身體並不只是鍛鍊肌肉或減掉脂肪——而是為了**成為理想中的自己所做的犧牲**，並用鋼和鐵來鍛造新形象。要打造一個全新的自己，需要的是熱與火、鐵鎚與榔頭、閃電與雷聲，而不是換件內衣或修剪指甲就行了。這是一種神祕、難以解釋且不可思議的行為。

所以是的，訓練有時很艱辛，如同在地獄般痛苦。有時你理所當然地必須在祭壇上留下一些鮮血。

可悲的是，有些人認為這種不會自然而然發生的事並不值得去做，或根本就沒必要做。我們經常看到那些人嘗試新事物，接著遇到困難而不知所措，然後就立刻充滿恥辱地退出。那些人會繼續瘋狂地看 YouTube 影片、在推特上跟陌生人吵架，因為他們不了解其中的意義。

事實上，艱難的事並不代表它不值得去做。辛苦才是重點，才是它的價值所在。這也不代表你不屬於競技場，因為努力奮鬥才能夠證明你的價值。

頗具影響力的希臘哲學家愛比克泰德（Epictetus）在其《語錄》（*Discourses*）中提到：

> 如果世界上沒有獅子、九頭蛇、雄鹿和野豬──也沒有需要剷除的禍害，那麼大力神海克力斯會變成什麼樣子？如果沒有這些挑戰，他會做什麼？
>
> 顯然他會在床上翻過身，然後倒頭呼呼大睡。所以，如果他的生活是在舒服又愜意的鼾聲中度過，他就永遠無法成為強大的海克力斯。
>
> 就算他可以，對他來說又有什麼好處？如果沒有危機

或險境促使他採取行動，那強壯的胳膊和體魄，那高貴的靈魂，又有什麼用處？

這個比喻所傳遞的訊息遠不只是經典傳說，它直指人性的一個基本層面：人的強大程度完全取決於環境的要求。

元世祖忽必烈（成吉思汗的孫子、蒙古最偉大的統治者之一）深深明白這個道理。柔軟的土地造就軟弱的人，所以他每年都要求其士兵不能只在新占領的中國領土頹廢度日，還必須回到家鄉蒙古大草原那崎嶇的平原，在艱苦的生活條件下消磨時間。他甚至在中國宮殿的花園裡鋪上一大塊家鄉土地上的草坪，提醒自己建立元朝的精神。

羅馬的崛起始於一連串恥辱的軍事失敗，這樣的失敗足以摧毀一個較弱的國家。早期羅馬人可能不懂作戰，卻比歷史上大多數的民族更懂得如何接受戰爭。這使他們得以培養軍事及外交實力，最終贏得數百萬英畝的領土——西起大西洋，東至幼發拉底河，北自英國，南到埃及。

每一個人在自我轉化的過程中，都會經歷痛苦掙扎。這對你、我來說很艱難，對每一個活在世上的人來說都是如此。我們必須努力奮鬥，並肩負極大量不合理、有時難以承受的重擔——多數人都不想面對的重擔。困難、討厭、複雜、乏味、

累人的事，這些永遠都不會變得比較簡單，也不會讓人愉快，但無論如何還是得做。

但是，打造理想的體態並不像其他事情那樣困難。你並不是對一隻熊揮拳，也不是在跟豪豬摔角，從這個角度來看，訓練其實很簡單。但它仍然是一件辛苦的事，而我們不應該低估它需要付出的心力以及蘊含的意義。訓練需要韌性，需要犧牲，需要勇氣去停止關注許多根本不重要的事。

請記住上面這一點——尤其當你在健身房度過糟糕的一天、經歷比地獄還慘的訓練。

也要記住：有時最艱苦的事情卻能帶來最明顯的進展。正是在這樣的日子裡，你才會有所突破。永遠都不要放棄希望。所以不要讓困難阻礙你前進，請卯足全力，再次衝鋒陷陣。

還有，在人生的旅途中，沒有什麼阻礙是過於險峻或棘手的，除非你自己這麼認為。只要有足夠的毅力，就能克服一切。

美國總統柯立芝（Calvin Coolidge）寫道：「世界上沒有東西能夠取代堅持。才華不行，經常看到擁有才華卻失敗的人。天賦不行，被埋沒的天賦幾乎已成格言。教育不行，這世上充斥著受過教育的遊民。只有堅持與決心才是萬能的，『堅持下去』這個口號已經解決、並將永遠解決人類的問題。」

所以，當你度過艱難的一天，無論如何還是要堅持訓練。正是因為辛苦，才更要去做。別讓糟糕的一天奪走你接下來的訓練——未來的日子可能也很艱難，甚至更艱難，誰知道，但那不是重點，這條路本來就該困難重重。你在鑄造一個新的身體、新的心態、新的認同，這怎麼會是件容易的事？

事實就是如此，訓練就是必須這麼辛苦。

# 延伸閱讀

**《沉思錄》，馬可・奧理略（Marcus Aurelius）著**

# 現在就這樣做

布萊德‧史托伯格（Brad Stulberg）和史蒂夫‧麥格尼斯（Steve Magness）在二〇一七年的精彩著作《一流的人如何保持顛峰》（*Peak Performance*）中，提到了優秀的運動員如何藉由正向自我對話來提升表現與毅力。

書上寫道：「廣泛的證據顯示，自我對話能夠提升表現。特別是許多研究指出，自我對話能讓人更有動機、也更願意忍受不舒服的情境。自我對話的內容越是簡短、具體，且最重要的是前後一致，就越能發揮效果。」

例如，當菁英跑者開始在訓練中感到疼痛與不舒服（這是必然會發生的情形），其反應會和多數一般人不同。他們不會去想自己有多痛苦，或情況將變得多糟糕，也不會強迫自己忍耐或加以抵抗。反之，他們會冷靜地和自己對話，像是：

「現在開始痛了。這很正常，因為我很努力地練跑。但我和疼痛是分離的，一切都會逐漸好轉。」

換句話說，他們選擇以這種方式來因應訓練造成的壓力，進而造就跟一般人截然不同的心態（放鬆）和表現（締造佳績）。

同樣地，一個站在罰球線上、緊張的籃球選手可能會告訴

自己：「我以前也做過，我可以投進這一球。」公開發表演說的講者為了平息焦慮，可能會跟自己說：「每個人站在講台上都會跟我一樣，既尷尬又無助。」一個落後的跑者可能會提醒自己：「任何事都有可能發生。比賽還沒結束，不要放棄。」

更好的自我對話甚至會涵蓋目標——即「我為什麼要努力克服這種痛苦與挫折」。

史托伯格和麥格尼斯解釋說：「不論正在從事什麼活動（運用身體、心智或靈魂），在恐懼、痛苦或憂慮時，複誦目標導向的口號能帶來極大的好處，包括讓自己更堅定、緩和負面情緒，以及沉靜自我。」

下列是他們提供的一些例子：

- 一個職業自行車選手寫了一句口號，並貼在自行車把手上，每當速度與痛苦上升，他低下頭就會看到這句口號：激勵別人走出舒適圈，活出精彩燦爛的人生。
- 一家醫療保健公司的中階經理，提醒自己為何要回答第一線員工提出的空泛、令人氣餒的問題，她寫下：改變別人的生活。
- 一個藝術家為了激勵自己去做無聊的非藝術作品，寫下她的使命：創造動人的美麗藝術。

　　這個方法也適用於處理各種身體、精神或情感上的壓力。與其自艾自憐，不如選擇另一種回應方式，用一些簡短、具體、激勵人心的句子，提升我們對所處環境的洞察力以及有效因應的能力。

　　現在輪到你了。

　　回顧你在第 1 章結尾寫下的健身目的，尤其是最後一個。

　　如果你當初寫得太長，請把它精簡成一句話，只要掌握最重要的元素。

　　這就是你的健身口號。每當你在艱難的生活中努力執行訓練計畫，甚或心中出現質疑的聲音，都該回頭看看這句口號。

　　為了確保隨時都可以看到這句口號，請把它寫在紙上並剪下來，然後隨身攜帶（例如放在錢包裡）。或是以數位化的形式，存在手機可以檢視的軟體中，例如 Evernote 或 Google 雲端硬碟。

第 12 章

# 重新定義你的壓力

少關心你擁有什麼，多關心你自己是誰。

——蘇格拉底

想一想過去幾天的生活。

你有多常聽到別人抱怨？也許是對小事發牢騷，例如抱怨天氣。或是傾訴個人的困擾，例如感嘆在假期增加的體重還沒瘦回來。或是對更嚴肅的事情抒發不滿，例如批評經濟或政治鬧劇。

我猜你大概可以回想起數十個對話、評論、電子郵件、訊息和推特，內容就算不完全是抱怨，也多少跟抱怨有關。或許你也在這個行列之中。

對很多人來說，「抱怨」一點也不奇怪，而是一種生活方

式。那些人總是糾結於事情哪裡不對勁，並且向任何願意聆聽的人發洩所有不滿。

「今天又是禮拜一」、「那個傢伙又占用深蹲架做彎舉」、「我賺的錢還是不夠多」、「咖啡店的免費網路都好慢」、「今年一月比往常冷多了」、「我朋友發表在臉書上的文章有錯字」、「又有人沒把馬桶坐墊放下來」。

科學已經證明抱怨會增加壓力和焦慮、讓心情變糟、造成更多負面的想法，並阻礙我們去解決問題及達成目標[1]。那為何還要花這麼多時間和精力發牢騷？

如果把這些時間、精力的十分之一用來尋找解決方法，就能明顯改善情況。那為何不去做？

有些人寧願當個受害者，且沉迷於此，因為這樣做能引起別人的同情、降低對自己的期望，並為自己的消極找藉口、減少個人責任。那些人藉由展現自己的困難，希望別人能夠更包容他們的缺點和失敗，而對他們的成功能給予更熱烈的讚美。

佛洛伊德對此評論道：「神經官能症者抱怨自己的疾病，同時也充分利用了該疾病。當那些人的疾病將被奪走，他們就會像母獅保護幼獅一樣予以保護。」

不要成為那些人的一員，在其滿腹委屈底下，隱藏著一個醜陋的事實：他們只是無法妥善管理自己的生活。

　　偉大的羅馬帝國皇帝、同時也是著名的斯多葛派哲學家——馬可・奧理略寫道：「我們對於所有發生的事，若不是可以忍受，就是無法忍受。如果可以忍受，那就忍受吧，並停止抱怨。如果無法忍受，也無需埋怨。你的崩潰將意味著它的終結。記住，你可以忍受任何你的心理上認為可以忍受的事，只要把它當成對自己有益的事。任何事，不是有益於自己就是出自天性。」

　　不要尋求別人的同情，大多數人並不在乎你的遭遇，許多人則是暗中拍手叫好。不要降低標準，無論做任何事，「平庸」並不會讓人進步，唯有「超越」才能成功。不要逃避責任，自願承受的痛苦越多，非自願承受的痛苦就會越少。

　　做任何事都不要抱怨，如果不喜歡某一件事，就設法改變它。不要抱怨，努力去做就對了。如果最後仍然無法改變那件事（無論它有多不公平或多不合理），那就改變自己的想法——這是一定能夠控制的事。讓我再次引用奧理略的名言：「選擇認為自己沒有受傷，就不覺得痛苦。不覺得痛苦，實際上就沒有受傷。」

　　別認為你做不到。無論處境多艱難，都有兩種回應方式：視為挑戰，或視為威脅——而你的選擇將會對自己造成截然不同的影響。

## 第12章 重新定義你的壓力

我要再次引用史托伯格和麥格尼斯在《一流的人如何保持巔峰》一書中的內容：

> 有些人學會將壓力視為挑戰而非威脅。這種心態即為研究者所謂的「挑戰反應」（challenge response），其特徵是認為壓力能夠提高生產力，而且就像我們先前討論過的，也能刺激進步。面對壓力時，那些表現出挑戰反應的人，會主動關注自己能夠控制的事，如此一來，焦慮或憂鬱等負面情緒就會下降。這樣的反應讓這些人更能有效處理壓力，甚至在壓力下成長苗壯。

將壓力重新定義為一種具有建設性而非破壞性的力量，其作用遠比你想像的更為強大，不但會影響一個人的態度和感受，也會影響其生理功能。

研究顯示，以「挑戰反應」因應壓力的人，會分泌更多的脫氫異雄固酮（DHEA），它能抵銷皮質醇（cortisol）的負面影響，甚至有益於健康。[2]

這進一步解釋了威斯康辛大學的研究結果：相較於以積極心態面對壓力的人，消極心態者早死的機率高出四三％。[3]

「積極面對」的一種作法是：選擇把不愉快的情境造成的

焦慮、壓力和恐懼視為自然反應，且這些自然反應可以被導向正面的結果。

這就是讓優秀的運動員有別於業餘者的許多「小事」之一——頂尖選手把比賽前的緊張視為「興奮」，不會為了抵抗這種情緒而試圖冷靜下來。[4]

我們可以運用同樣的策略，幫助自己有效因應任何會造成類似情緒的情境或事件。雖然一些錯誤和過失可能會帶來傷害，但它們也提供了寶貴的機會，讓人從中汲取教訓，否則可能永遠都學不到這些事。

事實上，你甚至可以把這種過程（克服並反思痛苦，且從中獲得學習）視為一種遊戲。在遊戲中表現得越好，就越能享受這場戰鬥以及隨之而來的收穫。

瑞·達利歐在《原則》一書中如此分享：「我發現把人生視為一場遊戲，而生活中遇到的各種難題都是必須克服的關卡，這樣想很有幫助。成功挑戰這些關卡之後我就獲得了寶物——避免日後重蹈覆徹的參考。持續收集這些寶物改善了我的決策，讓我一路過關斬將，進而挑戰更困難的遊戲，面對更高的風險。」

另外，別低估自己忍受痛苦的能力。你並沒有自己所想的那麼脆弱，也能夠突破自己設定的框架。

## 第12章　重新定義你的壓力

　　這是馬奎斯飛機公司（Marquis Jets）創辦人傑西‧伊茨勒（Jesse Itzler）學到的教訓，他曾跟重達一百多公斤的前海豹部隊隊員大衛‧戈金斯（David Goggins）一起生活一個月，後來還把這件事寫成一本有趣的書，並在二〇一五年出版，書名是《和海豹特種部隊生活的31天》（*Living with a SEAL*）。

　　這兩個人初次相遇是在一場超過一百六十公里的超級馬拉松比賽。當時傑西和五個朋友組隊以接力賽的形式參加，傑西還帶了一個帳篷、一組按摩團隊和一大堆食物。大衛則帶了一把摺疊椅、一瓶水和一包餅乾，並打算獨自跑完全程。在約一百一十三公里處，大衛的腳踝已經腫得像葡萄柚那麼大，腳掌的小骨頭全碎了，腎功能也有受損，但他還是繼續堅持下去。

　　傑西無法相信親眼目睹的一切，幾週後，便決定找到大衛的聯絡方式，並打電話問他是怎麼做到的──傑西身為一個經驗豐富的耐力運動員，之前認為那是不可能做到的事。

　　掛掉電話後，傑西就安排跟大衛會面。兩人見面之後，傑西對大衛的個性和生活方式留下深刻的印象，便邀請他來家中住一個月，幫助自己擺脫枯燥乏味的日子、鞭策自己打造更健康的身體狀態。傑西也希望大衛能提供一些建議，讓自己在生活上各個層面都更得心應手。

　　大衛剛到的那一天，問傑西能做幾個引體向上。傑西一開

始只做了八個，大衛要求他繼續，於是他又勉強做了六個。那位前海豹部隊隊員叫傑西再做一輪，他只好又努力做了三、四個，直到手臂沒力。傑西說：「我只能做到這樣，沒辦法再做更多了。」大衛笑嘻嘻地說：「你必須再做完一百個引體向上，否則我們不會離開這裡。」傑西瞪大雙眼，心想：「**看來我們得在這裡耗很久。**」他說的沒錯，後來又花了好幾個小時，但他做到了——一個又一個引體向上。

重點是什麼？

大衛告訴傑西：「當你認為自己已經撐不下去，準備要放棄，這時你只用了四〇％的力氣。」

在接下來的三十天，傑西學會把這個「四〇％原則」應用在引體向上以外的領域，而且比起從前，他能夠忍受更多的不舒服。

我們都應該學習應用這個原則，無論所處情境對於身體、精神或情緒造成多大的折磨，無論多想放棄，仍然可以繼續努力。我們都能夠突破自己認為的極限，逼自己往前邁進，戰勝更多困難。

幾年前我收到一封電子郵件，寄件者署名為羅伯特，他剛讀完我寫的《美國第一健身強人，科學化鍛鍊全書》。羅伯特五十二歲，是個成就卓越的執行長，每週工作七〇到八〇個小

時。但他的體重過重且身材走樣，每天都靠藥物來應付背部、膝蓋和肩膀的疼痛。他的膽固醇、三酸甘油脂和血壓都過高，醫生擔心他的身體可能無法再承受更多損害。

羅伯特寫那封信給我，是因為他相當確定那本書提到的飲食和訓練建議毫無幫助。他沒看到在他為自己挖的壕溝裡仍有一條出路。

我曾經和許多像羅伯特一樣的人一起工作，所以向他保證，書中的一切對他來說就像對大學生一樣管用。我幫他設計了一個實際可行的飲食計畫，和一個相當簡化的常規訓練，以配合他繁忙的行程（並且得到他的醫師的同意）。

他起初很掙扎，辛苦地在天亮前訓練，努力擠出時間讓自己吃得健康，並嚴格控制糖分和垃圾食物的攝取量。不過，他每週都會寄電子郵件向我報告進展：腰圍持續減少了一些、訓練的重量逐漸增加，而且欲望也減弱了。他還感到更專注、更受鼓舞、更有決心。

三個月後，羅伯特的醫師不敢相信自己親眼看到的事實：他的體重下降了將近十一公斤，肌肉量增加不少，關節疼痛的老毛病幾乎消失，血液檢查的結果也都恢復正常。羅伯特將會在這輩子第一次看到自己的腹肌、讓罹患心臟病的風險降至個位數以下，並幫助他的孩子建立同樣的健康習慣——這些習慣

正在改變他的生活。

　　所以請記住：一個人花在抱怨上的時間越多，就越突顯出性格上的軟弱和缺乏行動力。那些人只是坐在競技場邊，做著自己唯一會做的事——挑剔和批評在競技場上努力奮鬥的人。

　　別跟那些人一樣。拒絕抱怨。

# 延伸閱讀

**《不抱怨的世界》（*A Complaint Free World*），
威爾・鮑溫（Will Bowen）著**

# 現在就這樣做

威爾‧鮑溫在其二○一三年出版的著作《不抱怨的世界》一書中，提出一項「二十一天不抱怨挑戰」，這個簡單的方法有助於避免無謂的抱怨。

這項挑戰很簡單，只要連續二十一天不抱怨就成功了。為了隨時意識到這一點，必須戴上一個紫手環（如果不想買他的矽膠手環，橡皮筋也可以）。

一旦察覺到自己在抱怨，就要把手環換到另一隻手，並重新計算天數。

根據威爾的說法，只要「講閒話、批評或抱怨」就算犯規。但是這個規則必須有明確的定義和範圍，否則會有很大的解讀空間。所以我建議：當你對一個人或一件事做出負面描述，卻沒有提出解決問題的方法，就要把手環換到另一隻手。

例如，當說出下列類型的句子，就要把手環換手：

- 「我真不敢相信，今天竟然等了一個小時才吃到午餐。實在是浪費時間。」
- 「強尼真是個王八蛋。」
- 「這裡的無線網路有夠爛。」

如果是下列這類句子則不用：

- 「我今天買午餐等了一個小時。下次我要提早去。」
- 「強尼在這項計畫的表現實在太混帳了。我要直接跟強尼的上司溝通並徵求她的同意，這樣強尼就不會來礙事了。」
- 「這裡的無線網路有夠爛。我要開手機的行動網路分享給電腦。」

威爾認為，告訴別人他們正在抱怨也算挑戰失敗，但我不這麼認為。我非常認同「給予和接受建設性的批評」這樣的舉動。

如果你一開始就覺得這項挑戰很困難，我能夠理解。我原本以為自己第一次就能輕鬆挑戰成功，但是沒過幾天又必須重頭開始，幾個月之後才終於過關。

這讓我慚愧地意識到，人們花了多少時間抱怨自己無能為力或不願做的事，而我自己以前也很容易加入這樣的對話，就算只是謾罵一、兩句。

請堅持這項挑戰直到成功為止。

你會驚喜地發現，改變自己的想法和用語，能為生活帶來非常大的影響。你會更實際地看待問題，更能夠忽略小挫折和

負面情緒，進而變得不那麼愛抱怨，甚至在你面對不愉快情境
或處境時，也會減少自我埋怨。

# 第 13 章

# 別讓正向思考失控

*你無法阻止浪潮洶湧，但可以學習乘風破浪。*
*——喬・卡巴金（Jon Kabat-Zinn），正念療法創始人*

在越南戰爭最激烈的時期，吉姆・史托克戴爾（Jim Stockdale）身為「河內希爾頓」戰俘營中官階最高的美國軍官，深知自己不會立刻出獄。

他在戰俘營遭受多次酷刑，並被剝奪囚犯的基本權利，也不知道自己是否能被釋放，甚至沒有理由相信自己還能活著見到家人或回到祖國。

雖然如此，史托克戴爾還是拒絕放棄。他竭盡所能地幫助同樣遭到囚禁的夥伴熬過這場磨難，甚至不惜自殘、毀容，以阻止越共把他當作宣傳工具，大肆宣揚「戰俘受到良好待

遇」。

　　他冒著受到殘酷懲罰和死亡的風險，將情報訊息暗藏在給妻子的信件中，還設立一套規則，讓戰友能夠應付酷刑、增加存活的機率，並發明一種類似摩斯密碼的系統，運用敲打密碼來互相溝通，緩解大家被禁止對話的焦慮。

　　史托克戴爾被關押長達八年，最後在美國撤軍後獲釋，並被授予美國榮譽勳章。

　　即使只有片刻也很難想像史托克戴爾的遭遇。他怎麼沒有崩潰到完全木僵的狀態？他是如何找到力量支撐自己每天和敵人斡旋？是什麼激發了他不被打敗的決心？

　　史托克戴爾後來表示：「我從來沒有失去信心。我堅信自己會走出戰俘營，並迎來最後的勝利。現在回過頭看，這段經歷於我意義非凡，給我任何東西我都不願意交換。」

　　如果故事就停在這裡，我們會認為史托克戴爾的韌性是由於正向思考和樂觀所帶來的力量。但是當他被問到哪一種人無法堅持到最後，答案卻讓人驚訝。

　　他回答：「樂觀主義者。那種人會說『聖誕節一到，我們就會被釋放了』，而聖誕節過了以後，那些人又說『復活節一到，我們就會被釋放了』，等到復活節都過了，接著是感恩節，然後是聖誕節，最後這些人就在絕望中死去。」

他又補充說：「這是一個很重要的教訓——不管當前現實多麼殘酷，永遠都不能失去必勝的信念，但千萬不能將必勝的信念和面對現實的紀律混為一談。」

換句話說，抱持希望至關重要，但過度、近乎妄想的樂觀卻可能適得其反，甚至帶來危險。

英國首相邱吉爾也明白這一點，所以在二次大戰初期就成立國家統計局，其任務很明確：向邱吉爾提供所有關於戰爭的事實和數據，不論這些資料有多嚇人。

當納粹用閃電戰橫掃歐洲，邱吉爾寫道：「我……沒必要為夢想喝采。事實勝於夢想。」邱吉爾在整個大戰期間都相當仰賴統計局，正是因為他願意面對現實，拒絕活在期望之中，才能夠做出正確的決策。

史托克戴爾和邱吉爾都明白擁抱樂觀的重要性，但又不至於讓自己完全陷入**樂觀偏誤**（optimism bias）——相信自己不會遭遇災難，且不切實際地認為自己更有可能成功。

正如康納曼在《快思慢想》一書中解釋：「多數人不切實際地認為這個世界很美好、自己擁有許多優勢、設定的目標很容易實現。我們也傾向誇大自己對未來的預測力，進而導致過度樂觀及過度自信。」

換句話說，多數人（估計高達八〇％）經常認為自己是統

計上的極端值，這就是為何許多人會嚴重低估自己會離婚、出車禍或罹患重病的機率，且過分高估下列情形的可能性：大學畢業後馬上找到工作（並獲得不錯的待遇）、做出正確的臨床診斷、長壽。[1]

諷刺的是，具有嚴重的樂觀偏誤的人，最有可能出現下列行為：抽菸、不安全的性行為、不做健康檢查、不繫安全帶、不買保險、開銷超支。而較悲觀的人則更有可能在事業上成功、賭博時輸的錢較少、成為很棒的律師。[2]

但另一方面，我們也知道正向樂觀能帶來巨大的收穫。我們的生活深受樂觀者的影響，這樣的人包括發明家、企業家和社會領袖，他們尋求高難度的挑戰、承擔嚴峻的風險，且在面對重大挫折時仍能保持韌性。

讓我再次引用康納曼所說的話：「樂觀主義者通常都很開朗、愉快，所以大受歡迎。他們在面對失敗和艱難時能夠自我調適、罹患憂鬱症的機率較低、有良好的免疫力、更能妥善維持自己的健康、覺得自己比別人更健康、實際上也更長壽。一項研究調查了那些自認預期壽命會超過統計預測的人，結果發現他們的工作時數更長、對未來收入更樂觀、離婚後更有可能再婚（典型的『期望戰勝經驗』）、更傾向押注個股。」

而我們也知道，過度悲觀並不是樂觀偏誤的解藥。正向心

理學之父——馬汀·塞利格曼（Martin Seligman）教授解釋道：「研究顯示，如一般人所預期，悲觀主義者在多數情況下都較為適應不良，例如悲觀的人壽保險經紀人較少嘗試推銷、效率較低、較容易妥協和放棄。另外，悲觀的大學生在學業成績上表現較差（相對於大學入學成績和過去的學業表現）⋯⋯」[3]

事實上，我們需要培養一種稍微樂觀、但又不被樂觀蒙蔽的心態。我們需要成為這樣的人：既「積極正向」，但是又不脫離現實——即使不喜歡現實呈現的樣貌。我們會遭受不幸和失落、對別人失望，也會對自己失望。無論多麼令人沮喪，都必須承認這些事，同時也要堅信自己終能克服一切。

## 幸福是過程而非終點

多數人認為，對生活的感受絕大部分取決於生活中的大小事，且重大事件的影響力遠大於細微的日常瑣事。

但二十多年來，針對幸福與正向思考的研究卻描繪出一幅不同的景象。這些研究證實了多數人確信的事：整體來說，富人比窮人幸福、擁有良好親密關係者比缺乏親密關係者幸福、健康的人比生病的人幸福、上教會的人比不去教會的人幸福。

不過研究也顯示，雖然生活中的重大得失確實讓人更幸福或更悲傷，但這些事件的影響卻不如我們想像的那麼大。

相反地，我們選擇關注的事、如何內化失敗與挫折的經驗、以及經歷和覺察到正向情緒的頻率（即使很短暫），都更能預測長期的幸福程度。

哈佛大學心理學教授丹尼爾・吉爾伯特（Daniel Gilbert）在二〇〇六年出版了一本暢銷書——《快樂為什麼不幸福？》（*Stumbling on Happiness*），他指出：大部分的經歷對一個人的影響都不會超過幾個月。

二〇一二年，吉爾伯特教授在接受《哈佛商業評論》（*Harvard Business Review*）訪問時表示：「發生好事時，我們會興高采烈一陣子，然後恢復理智。發生壞事時，我們會哭泣、抱怨一會兒，然後重新振作，並繼續面對困難。」[4]

六年前，我的收入只有現在的一小部分，還積欠了數萬美元卡債（這是我二十幾歲時留下的殘局，其中包括在歐洲四處尋歡作樂的花費）。

我真的以為只要增加收入、還清債務、努力存錢並做大量投資，就會快樂無比。但是並沒有。這樣做雖然減輕了經濟上的擔憂，不過整體來說，我的經驗或多或少和康納曼的研究結果一致：一旦達到某個收入水準，更多收入雖然還是會影響一

個人對自己和生活的滿意度，卻不會改變其在日常生活的快樂程度。[5]

換句話說，理論上，賺更多錢可能會讓人的自我感覺更良好，但對心情的影響並不大。那麼這個切截點落在哪裡？康納曼的結論是年收入七萬五千美元，不過這個籠統的假設並沒有納入客觀因素，例如基本開銷、撫養人數、通貨膨脹……等，也沒有考量主觀因素，例如目標、目的……等。

但康納曼的基本論述聽起來是正確的：金錢在情緒上收益遞減的速度，比多數人預期的還要快。

西北大學（Northwestern University）和麻州大學（University of Massachusetts）進行的一項研究提供了很好的例子。研究者針對伊利諾州的近期彩券頭獎得主，以及最近發生嚴重意外、導致半身或四肢癱瘓的遇難者，分別調查了他們對生活的幸福感。[6]

受試者必須對日常活動帶來的快樂程度進行評分，這些日常活動包括：跟朋友聊天、看電視、吃早餐、聽到好笑的笑話、獲得讚美……等等。

研究者分析數據之後驚訝地發現，雖然頭獎得主對於當下的主觀幸福感比遇難者高，但後者並不如大家預期的那麼不幸福，他們對其日常生活的評價比頭獎得主更正向。

這個現象至少可以部分歸因於所謂的「快樂跑步機」（hedonic treadmill）或快樂適應（hedonic adaptation）現象——即人會習慣於任何能夠帶來極大快樂的事物。研究者的解釋如下：

> 中頭獎的興奮感最後會漸漸消失。如果所有事物的好壞都是以過去經驗為基準來判斷，那麼就算是最正向的事件也會逐漸失去影響力，因為這樣的事件本身也被納為新的判斷基準。因此，當頭獎得主習慣了意外之財帶來的附加快樂以後，這種快樂的強度就會下降，也不再對整體幸福感有太大的貢獻。

換句話說，新戀情、新工作和新玩具雖然會讓人振奮，但總有一天它們的熱度會消失。而多數人卻認為這些事物一定會讓自己獲得幸福，因此可以推論，人實在非常不擅長預測哪些事物會讓自己每天面露笑容。

正如哈佛大學和維吉尼亞大學（University of Virginia）的研究證實：多數人對於自己的未來感受、該感受的強烈程度和持續時間，有非常糟糕的預測力（特別是涉及金錢的情況）。[7]

例如，許多研究顯示：比起大幅加薪，較短的通勤時間更

讓人開心；比起一大筆現金，帶薪休假更能振奮精神；比起賺更多錢，擁有較多空閒時間更能提升幸福感。但是，哪一種選擇更能立刻吸引你？錢、通勤的便利性、假期、還是空閒時間？[8]

這種偏見就是「西方最大通病」之核心：認為只要買了房子，擁有六塊肌、伴侶和工作，或是加薪之後就會過著幸福的日子。實際上並不會。

在二〇〇九年出版的《幸福》（*Happiness*）一書中，艾德·迪納（Ed Diener）和羅伯特·比斯瓦斯—迪納（Robert Biswas–Diener）這對父子寫道：

> 對我自己以及任何人來說，很容易就會認為幸福是發生在終點線之後的事：「如果跟對的人結婚，如果不用浪費太多通勤時間，如果有一份好工作，如果拿到那份薪水，如果去度假……就會獲得幸福。」事實上，幸福更像是坐雲霄飛車，會不斷地起起落落。我可以保證，在你未來的生活裡，一定會有快樂的時刻，也會有難過的時刻。因為幸福是一個過程，有時發生在一天之中，有時在一週內，有時則要好幾個月才會發生。這是一件需要持續經營的事。

你可以想像得到，這個過程非常多樣化，我們對它的理解也還在進展中。不過研究者已經找到幾個方法，有助於提升幸福指數。

# 想「得到」，要先看到

科普作家溫妮弗雷德・葛拉格（Winifred Gallagher）在二〇〇九年出版的《全神貫注》（*Rapt*）一書中，提出了關於心智的「大統一理論」：

> 就像指向月亮的手指一樣，從人類學到教育學，從行為經濟學到家庭諮商，各個學科都表明了妥善管理注意力是美好生活的必要條件，對於提升各方面的體驗也至關重要。

她是在意外確診為嚴重癌症之後，才得到上述結論。罹癌讓她花了五年的漫長時間鑽研正向心理學，其概念顛覆了多數人對於如何體驗生活的看法。

簡而言之，幾十年的研究一致證實，我們的世界觀是建構於**自己所關注的事物**，而不是**世界本身的樣貌**。正如葛拉格所

說：「你的為人、想法、感覺、行為和喜好，就是你所關注事物的總和。」

一個有趣的例子可以說明這句話，即所謂的「俄羅斯方塊效應」（Tetris Effect）。

很多人應該都知道俄羅斯方塊，它是一個簡單的遊戲，玩法就是旋轉和移動下落中的方塊，好讓各種形狀的方塊組合成一條平整的直線。只要玩得夠久，你就會注意到自己的思考、夢境、甚至感知周遭環境的方式出現不可思議的變化。

這是哈佛醫學院（Harvard Medical School）的研究者得出的結論，他們讓二十七個受試者連續三天玩數小時俄羅斯方塊。該實驗結束後的幾天內，一些受試者不管去到何處都會看到俄羅斯方塊的形狀，還有一些受試者每晚都會夢到從天而降的俄羅斯方塊。[9]

一個俄羅斯方塊成癮者（是的，確實有這種疾患）在《費城城市報》（*Philadelphia City Paper*）上寫道，當他去買麥片，會忍不住留意如何完美地把架上的盒子組合成平整的橫列。當他去跑步，則會想像如何重新排列牆上的磚塊，好讓它們連成一直線。而當他望向天際線，也會思考怎麼轉動建築物來填滿空白。[10]

這是怎麼回事？難道俄羅斯方塊會讓人失去現實感？不完

全是。

當人不斷重複特定的認知模式，就會出現俄羅斯方塊效應，這是一種發生在大腦中的正常物理過程。而且它不只侷限於電子遊戲，人只要重複特定的思考或行為模式，就越有可能出現這種現象。

正如尚恩‧艾科爾（Shawn Acho）在其二〇一〇年出版的《哈佛最受歡迎的快樂工作學》（*The Happiness Advantage*）中所描述，這就是何以花大量時間檢查表格以找出錯誤的稅務稽核員，也會用同樣的態度面對生活，像是只注意到工作績效評估中的缺失，以及孩子成績單上的紅字。這也是何以許多律師承認自己每天會習慣性地在餐桌上「詰問」孩子，且跟配偶相處時會在心中盤算損失了多少時薪。

這種對於特定模式的心理黏著性原本並非壞事，但如果我們無法讓自己「抽離」、無法隨意進入或離開這些模式，就會更容易遭受壓力、憂鬱、生理疾病，甚至藥物濫用等問題。

幸運的是，要克服固化的思考和行為模式，方法很簡單：只要有意識地管理自己的注意力，並經常將注意力導向正面的部分。

為了讓各位充分理解這一點，讓我們來做個實驗。請你用幾分鐘觀察一下周圍環境，並問自己幾個問題，同時留意自己

情緒上的改變：這個環境有哪些優點？我可以接受哪些事物？我可以享受、喜歡甚至贊揚哪些事物？

正如你所感受到的，不需要太多時間，你的心情就會變得愉快。

在你營造的這個美好氛圍裡停留一分鐘。接下來，留意當你做相反的舉動會發生什麼事。這一次，觀察你所處的環境有哪些問題？有哪些事物困擾著你？有哪些地方需要改進（如果你想要加快掃興的速度，就想一想誰該為這一切負責）？

注意到喜悅消退的速度有多快了嗎？

客觀上，這兩個練習並沒有差異。你待在同一個空間，觀察同樣的環境，這個環境中有一些美好的事物，也有一些糟糕的事物。不過，你對這個現實環境的感受取決於你的心境。選擇看到美好的事物，就會有愉快的心情。選擇看到不好的事物，就會有負面的情緒。

我們可以透過這種方法，有效地控制自己的情緒，而且隨時都能藉由控制注意力來「開啟」正向情緒。

這對健身的人來說特別重要，因為我們很容易跟別人比較，而且常常只看到自己不滿意的身體部位。不要以為增加一定程度的肌肉量，或降到特定的體脂率，就能改變這一點。不論你的體態看起來有多棒，只要在Instagram上輕輕點一下，總

是會看到其他身材更好的人。我們越是把注意力放在自己的缺點上，就越對鏡子裡的自己不滿意。

這是一種滑坡效應，會導致極端、不健康的健身現象，例如：身體臆形症❷、飲食疾患、過度訓練……等等。有一個簡單的方法能夠避免這些情形，就是經常把注意力轉移到自己滿意的身體部位。

事實上，你現在就可以這麼做！你的身體有哪些優點？你最欣賞自己的哪些部位？哪些符合你的期望？

每天問自己這些問題，你會驚訝地發現這樣能顯著提振心情、增加自信和幸福感。

## 你的解釋風格是什麼？

回想一下最近讓你沮喪的事，例如：跟伴侶吵架、狂吃垃圾食物、工作或生活被打亂……等等。

現在回想你如何對自己述說這件事：你告訴自己它會持續多久？你是否認為它只會發生在特定的人、特定的時空，或者它在本質上更普遍、更全面？你是否認為這完全是自己的錯，

---

❷ 譯注：body dysmorphia，執著於主觀感受到的身體外觀瑕疵或缺陷。

或者有部分是外在因素導致？

你對自己述說這件事的方式，就是研究者所說的「解釋風格」（explanatory style）。密西根大學（University of Michigan）的研究指出，人的解釋風格有兩種形式：樂觀或悲觀。它對於人如何看待與因應生活會產生極大的影響。[11]

樂觀的解釋風格認為壞事不會持續很久、具有特定性，且非個人因素所導致。悲觀的解釋風格則抱持相反的看法。換句話說，樂觀主義者傾向把負向事件解讀為暫時的（例如：我老闆可能只是今天過得很糟）、只發生在特定情形（這個飲食法真是爛透了）、不完全是自己的錯（他們就是不肯給我機會）。而悲觀主義者則認為負向事件是長期持續（我老闆一直都是個混蛋）、具有普遍性（飲食控制根本就沒用）、自己造成的（我面試時表現得很糟糕）。

另外，這兩種解釋風格對於正向事件則有反轉的解讀：樂觀主義者傾向認為好的事物是永久（我總是有辦法得到我想要的東西）、普遍（我很聰明）、由個人因素造成的（我的技能讓我得以脫穎而出）。悲觀主義者則認為那是暫時（我這次運氣不錯）、有限（我只有數學很好）、由外在因素導致的（隊友的技能讓我看起來比實際上還要好）。

「解釋風格」對生活造成非常大的影響。許多研究顯示，

比起悲觀者，總是用樂觀的角度解讀事情的人擁有更好的免疫功能、更能妥善照顧自己、更容易維持友誼，且通常會遇到較少的負面事件。樂觀的運動員、學生和員工，其表現通常比能力相當的悲觀者更好，樂觀的競選演說通常比悲觀的競選演說更能贏得選舉。[12]

我幫助過數千個男男女女減掉脂肪、長出肌肉、維持健康，下面是我經常遇到的一種情況：

克里斯已經持續幾個禮拜都執行他的飲食計畫和健身課表，而且穩定地進步中。有一天他下班後跟朋友去喝酒，最後吃了一點高熱量的美食。

但他馬上又因為飲食計畫「毀了」而懊惱，氣沖沖地責怪自己：「克里斯你棒透了，這週的進展就這樣沒了。我真不敢相信自己這麼軟弱，連跟朋友聚會都忍不住偷吃垃圾食物，太可悲了！我告訴你，我回到家之後還要狂吃冰淇淋，這就是豬會做的事，對吧？」

那天晚上，克里斯吞下兩盒冰淇淋，然後心情沉重地上床睡覺，對自己厭惡無比。

克里斯大可不必這樣做。從在酒吧吃一點辣肉醬起司玉米片和雞翅，到大口大口地吃冰淇淋，這個歷程是他自己造成的。他一開始告訴自己為何會吃下這些食物的方式（我很軟

弱）和最後的結論（我的飲食計畫毀了），都是不必要的高度悲觀主義。如果他收回自己對於吃零食的下意識反應，並重新解釋它，結果可能會大不相同。

他可以告訴自己：「等一下，克里斯，我並沒有吃**那麼**多，幾塊雞翅和玉米片能有多少熱量？幾百大卡而已。我的晚餐也比平常清淡，我敢說今天攝取的總熱量只有稍微超標一點。如果我**真的**很在意，那明天可以少吃一點或多動一些。還有，今天雖然稍微吃多了，但不代表我就是個弱者。看看過去幾週我做得多棒，自己準備午餐帶去上班，還拒絕別人給我的餅乾、甜甜圈和糖果。更重要的是，我不應該讓一個小失誤演變成一場災難性的失敗，根本沒必要這樣做。比較明智的作法是把今晚當成一件小事，原諒自己，然後繼續執行我的計畫。」

這就是零罪惡感飲食控制及健身訓練的「祕訣」——只要能在大部分的時間內堅守計畫原則，並在破戒時保持冷靜（人總是偶爾**會**失誤，大家都一樣），就永遠不用為了增肌減脂而苦苦掙扎。事情可能比想像中還要花時間，也沒有那麼簡單，但你永遠都不會把它搞砸。

所以，下次當你面對任何類型的逆境，請留意自己的解釋風格，如果它帶有一點悲觀主義（如果你告訴自己那個逆境是

長久、全面性、本質上是自己造成的），就停下來並反駁自己
的假設。

與其下意識地讓整件事變成一場災難，不如跟自己討論相
反的看法：這種事真的**經常**發生嗎？這一刻對於整體**到底**有多
大的影響？隱微的個人失誤是唯一的決定因素嗎？或是也有自
己無法控制的情況？

你會發現在一些壞事發生之後，腦海中閃過的悲觀信念和
假設大多都能輕易被推翻。它們既沒有證據支持，也不合邏
輯，通常很快就會敗給更樂觀的解釋。

同樣地，當你發生好事，請花一點時間用樂觀的解釋風格
來肯定自己。這樣的勝利是否為長期的、全面性，且由個人因
素所導致？你一直都很擅長做這類事嗎？你的對手很弱嗎？你
天生就具有魅力嗎？你有把握大好時機嗎？你的技能可靠嗎？

這些都是構成正向、積極心態的要素。

## 適度的悲觀帶來生產力

本章開頭提到：我們需要培養一種稍微樂觀、但又不被樂
觀蒙蔽的心態。我們也需要成為這樣的人：既「積極正向」，
但是又不脫離現實——即使不喜歡現實呈現出的樣貌。

到目前為止,我們已經討論了如何用樂觀的心態讓自己更有生產力、效率與韌性,以及更加自信和開朗。但我們尚未討論何時該避免不切實際的樂觀,並善用具有生產力的悲觀主義。

首先要知道的是,如果運用得當,悲觀主義確實有其用處。讓我再次引用塞利格曼的話,他在二〇一一年出版的《學習樂觀‧樂觀學習》(*Learned Optimism*)一書中提到:

> 公司也需要悲觀者——即能準確意識到當下現況的人。他們必須不斷向樂觀主義者拋出殘酷的事實。出納員、會計師、財務經理、企業管理者,這些人都必須確實知道公司能承擔多少風險,以及實際上有多少風險。他們手舉著黃旗,扮演著警告者的角色。

塞利格曼在同一本書中,提出一個有效運用悲觀主義的簡單方法,他稱之為「彈性的樂觀主義」,解釋如下:

> 是否採取樂觀態度的基本原則是,想一想在特定情況下,失敗的代價是什麼。如果失敗的代價很高,抱持樂觀態度就是錯誤的策略。駕駛艙內的飛行員決定是否要再次

為飛機除冰；參加派對的人在喝酒後決定是否要開車回
家；對婚姻失望的人決定是否要展開一段婚外情（一旦曝
光，就會毀掉自己的婚姻）——這些人都不該抱持樂觀的
態度。在這些情況下，失敗的代價分別是死亡、車禍和離
婚，輕忽這些代價的後果將不堪設想。而另一方面，如果
失敗的代價很低，那就可以樂觀一點。

換句話說，當你面臨棘手的情況，就問問自己：犯錯的代
價是什麼？風險是什麼？如果潛在的不利因素很明顯，那麼在
你樂觀以對之前，最好先有意識地採取懷疑和猶豫的態度，才
能避免自己釀成大禍。但是如果犯錯的代價可以被忽略，那就
讓自己保持樂觀吧。

康納曼在《快思慢想》中也呼應了這種「謹慎」的樂觀主
義，他寫道：「一旦你著手進行一件事，樂觀有助於維持動
力。但在分析是否應該展開行動以及規劃嘗試時，樂觀可能會
是一種干擾。」

舉例來說，如果你正在考慮是否要跟在健身房認識的帥哥
或美女約會，這時就不需要悲觀。在這種情形下，失誤的代價
會是什麼？一個尷尬的夜晚？好讓你有個愚蠢的故事可以跟朋
友分享？

　　但是，如果你正在考慮對一個新的商業投資投入大量時間和金錢，這時可別貿然抱持著樂觀的觀點和預測，因為就算只是一開始的微小錯誤判斷，也會造成日後很大的困擾。

　　當失誤的風險很高，便很適合用一種方法來加以分析——克萊恩事務所（Klein Associates）的首席研究者蓋瑞‧克萊恩（Gary Klein）稱之為「**事前驗屍法**」（premortem）。

　　二〇〇七年，克萊恩在《哈佛商業評論》上的一篇文章中寫道：「『事前驗屍』是事後驗屍的假設對立面。醫療機構進行的屍體解剖能讓專業人員和家屬明白病人死亡的原因，這對每個人來說都有好處——當然，病人除外。在公司或企業裡，事前驗屍發生在計畫的初始階段而不是計畫結束之後，所以能夠改善該計畫，而不是事後剖析。事前驗屍和典型的評論會議不同，後者通常會詢問計畫團隊未來可能出現哪些問題，前者則是假設「病人」已經死亡，並詢問是哪裡出了問題，團隊成員的任務就是為失敗找出合理的原因。」[13]

　　克萊恩提出的這個方法，其靈感來自科羅拉多大學（University of Colorado）進行的一項研究。該研究發現「**預期後見之明**」（prospective hindsight）——即在事前想像一件事已經發生，將有助於正確預測未來結果的起因，且正確率可提高三〇％。[14]

克萊恩藉由該研究結果設計出「事前驗屍法」，並在其二○○四年出版的《直覺的力量》（*The Power of Intuition*）一書中加以概述。「事前驗屍法」的進行方式如下：

首先，請你假設這項計畫已經慘敗，並用幾分鐘寫下每一個你所能想到的失敗原因。特別留意那些可能因為自負或輕率（如果你是團隊的一員）而未曾考慮的潛在問題。

接下來，根據你找到的缺失來重新檢視該計畫，並設法將這些缺失發生的可能性降到最低，或完全避免。

克萊恩還建議：在努力取得進展以及情境有所改變時，應該定期檢視這份「事前驗屍」清單，以尋找新的、不同的失敗原因和相對應的解決方法。

我曾經和一個名叫瑪莉亞的女士一起做過這個練習，她想按照《更精瘦、更強壯》提供的訓練計畫來健身，並打算讓體脂率減半。瑪莉亞預期的失敗原因有下列幾點：

- 家裡的垃圾食物和聚會將導致許多暴飲暴食的機會。
- 擔心在健身房會不自在、被其他人品頭論足。
- 因為無法按時睡覺和起床而影響訓練。
- 來自朋友和家人的壓力──希望她放棄自己的目標、接受自己本來的模樣。

　　瑪莉亞為了預防上述情形阻撓自己，便做了幾件事：不再買自己最愛吃的冰淇淋和洋芋片；找一個朋友陪她去健身房，藉以增加誘因和動機；慢慢讓就寢時間回到正常作息，而不是突然提前好幾個小時；把鬧鐘放在距離床鋪較遠的位置；參加聚會前先吃點東西；減少跟消極的人相處的時間。

　　一年後，她瘦了將近二十七公斤，而且有史以來第一次認為自己不會再復胖。

　　「樂觀」在很多面向上跟訓練很像。

　　基本上，它是一個健康的習慣，能改善生活的種種層面。它讓我們在面對挫折時仍保有韌性、維持自我形象、避免自我毀滅。它提醒我們在成功時要自我肯定，失敗時減少自責。但如果我們太過積極地擁抱它，便可能適得其反，甚至造成危險。

　　樂觀主義能鼓勵遠大的目光和雄心壯志，但也會誘使我們低估阻礙、對手以及需付出的努力程度。它支持我們勇敢地行動，但也助長了魯莽的行為。它讓我們開朗愉快，但也會扭曲現實，甚至到了妄想的程度。

這就是何以我們希望在生活中抱持著樂觀的態度，但又不過度樂觀——足以振奮精神、抱持希望，但又不過於不切實際、看不清現實的跌宕起伏。

# 延伸閱讀

《正向性》（*Positivity*），
芭芭拉‧佛列德里克森（Barbara Fredrickson）著

## 現在就這樣做

用幾分鐘的時間，從裡到外地想一想自己的身體，然後回答下列問題並寫下答案：

- 我的身體有哪些優點？
- 我可以接受自己身體的哪些特點？
- 我喜歡、欣賞甚至贊揚自己身體的什麼部位？

接下來，想一想如果你的身體不具有這些正向特質，會是什麼樣子？如果這些正向特質消失了會發生什麼事？將如何影響你的生活？寫下你的答案。

現在，寫下一個你對生活中發生的負面事件感到悲觀的例子。

你是否能改用樂觀的方式來描述它？那會是什麼樣子？把它寫下來。

接著，回想你在第 5 章結束時寫下的「五大」目標，選擇其中一個目標來進行「事前驗屍法」。

先複習一下「事前驗屍法」：

首先，請你假設這項計畫已經慘敗，並用幾分鐘寫下

每一個你能想到的失敗的原因。特別留意那些可能因為自負或輕率（如果你是團隊的一員）而未曾考慮的潛在問題。

假設你選擇分析的那個目標已經失敗了，請寫下每一個你想得到的原因。

現在，根據你找到的缺失，設法將其發生的可能性降到最低，或完全避免，並把這些方法寫下來。

# 「單憑己力」無法成就大事

我領悟到人不能兩隻手都帶著棒球手套，

有一隻手是要空出來投擲的。

——瑪雅·安吉羅（Maya Angelou），

民權運動家、詩人、作家

**格**蘭特研究（Grant Study）是史上持續時間最長的觀察研究之一。

這項研究始於一九三八年，共追蹤調查兩百六十八名哈佛大學生長達七十五年，並測量了為數驚人的心理、生理和人類學特徵，範圍從人格類型到智商、飲酒習慣、家庭關係，甚至包括「陰囊的懸垂長度」（這個數據到底代表什麼！）

這項研究旨在找出跟幸福最有關的因素，且指導該研究超

## 第14章　「單憑己力」無法成就大事

過四十二年的喬治・威朗特（George Vaillant）教授，在二〇一二年出版了《幸福老年的祕密》（*Triumphs of Experience*）一書，揭開其中最引人注目的研究發現。

在這些研究結果之中，有些很顯而易見（例如：酒精具有驚人的破壞性），有些很鼓舞人心（例如：中等智商者和高等智商者具有同樣的收入潛力），有些則很特別（例如：左派人士在晚年的性生活通常較為活躍）。

而整個研究心血的重點在於跟「心盛」❸最緊密相關的唯一要素是：溫暖的人際關係。

威朗特表示：「格蘭特研究花了七十五年和兩千萬美元……結論很簡單，只有五個字──幸福就是愛。就這樣。」

比起在「溫暖的人際關係」上得分較低者，得分較高者有較好的收入、較高的專業成就，且較少罹患憂鬱、失智和其他疾病。

威朗特建議，想要擁有健康快樂，最好的方法就是建立正向、有意義的人際關係。

這個結論也得到其他研究的支持，例如密西根大學調查了近一百個國家中的二十七萬人，結果發現：雖然家庭和朋友都

---

❸ 譯注：Flourishing，指高度心理健康的表現。

跟幸福及良好的健康狀態有關，但隨著年齡增長，只有那些擁有深厚友誼的人還保有健康的好處。[1]

事實證明，威朗特的指引也是非常好的健身建議。因為你的交友圈確實對你的減肥和運動習慣有顯著的影響。

哈佛大學進行的一項研究顯示，如果你有一個朋友變胖，那麼你變胖的機率會增加五七％。手足之間若有一人變胖，其他手足變胖的機率會增加四○％。配偶中一人變胖，另一人變胖的機率會增加三七％。[2]

這個現象也會顛倒過來。塔拉―妮可‧妮爾森（Tara-Nicholle Nelson）在其二○一七年出版的《轉型消費者》（*The Transformational Consumer*）一書中，分享了她在「My-FitnessPal」❹工作時的一些數據：

- 用戶若跟朋友分享自己的飲食日記，相較於沒有分享的用戶，前者減掉的體重是後者的兩倍。
- 用戶若有十個或十個以上的朋友也使用該程式，相較於獨自使用的用戶，前者減掉的體重是後者的四倍。
- 五六％的用戶表示自己更喜歡跟別人一起訓練，因為這會讓他們更有動機、更努力。

---

❹ 譯注：提供計算熱量、記錄飲食和訓練情形的健康管理工具。

## 第14章 「單憑己力」無法成就大事

阿諾・史瓦辛格也說過，如果他沒有在人生各個階段獲得許多人的幫助，就不可能成為一名健美運動員、演員、商人和政治人物。

二〇一七年，阿諾在休士頓大學（University of Houston）畢業典禮上致詞時提到：「你可以叫我阿諾、史瓦辛格或奧地利橡木，也可以叫我史瓦奇或阿尼，但永遠都別說我是『自食其力』的人。這個概念是一種迷思。」[3]

他在那場演說中還分享了自己的一些小故事，那是在勵志演說和傳記軼事中所聽不到的。

阿諾的母親輔導他完成學業，父親教他如何運動和培養紀律，一個救生員教他做第一個引體向上，幾位教練教他重量訓練。健美運動之父──喬・韋德（Joe Weider）帶他到美國，還幫忙安頓住的地方。許多人幫他上各種課程，包括：表演、發聲、英文、演說以及口音矯正。電影公司主管、製作人和導演都為他安排角色，專業團隊不眠不休地工作，好讓他在大銀幕上看起來和聽起來都很迷人。傑・雷諾（Jay Leno）在自己的深夜脫口秀節目中，幫助他宣布競選州長。

阿諾說：「這就是為何我們都必須意識到這一點，為何我要告訴各位，我的每一步都獲得別人的幫助。我之所以希望各位知道這一點，是因為當你們了解自己是受到很多人的幫助才

有這麼一天,就會明白現在是你們去幫助別人的時候了。就這麼簡單。你必須幫助別人,不要只想到自己,去幫助別人吧。」

我完全同意阿諾的話。如果我沒有直接或間接地受惠於成千上萬人(包括許多研究者、作家、讀者、追隨者、同事、朋友和家人等),更不用說那些在一開始就幫助我寫書的人,你們就不會讀到這本書。我對「自食其力」這個概念嗤之以鼻,因為我從小就被教導:無論想做什麼,都別獨自去做,那樣是不會成功的。

二〇一三年,亞當・格蘭特(Adam Grant)博士在接受《科學人》(Scientific American)雜誌專訪時說:「我們大多以為人在成功之後,才會開始回饋社會,但如果事實正好相反呢?人是否要先付出然後才會成功?」[4]

格蘭特博士在他二〇一三年出版的《給予》一書中,針對上述問題提供了富有創見的答案,解釋了為何一些最成功的人(無論在事業上或一般生活中),實際上都是典型的「給予者」──這些人是真誠地想幫助身旁的人。

請善加利用這個洞見,這會為你帶來好處。你的每一個願望都需要別人的幫助,這表示你總是有回報他人的時候。如果能在這種互惠的過程中找到快樂,並努力讓付出多過於索求,

就會成為格蘭特博士口中的「給予者」，而且獲得成功和成就感的機率也會顯著提高。

有一個簡單的方法能將這個概念融入自己的生活，就是找一個或幾個朋友跟你一起訓練，這會讓你們在許多面向獲得好處，包括：

- 互相支援對方，並幫助彼此提升健身技巧。
- 讓彼此都承擔責任，並成為對方的外在動機。
- 讓彼此更堅定地執行飲食和訓練計畫。[5]
- 在訓練過程中督促彼此更加努力。[6]
- 讓彼此在訓練過程中都能獲得更多樂趣。[7]

另一個讓自己「付出更多」的簡單方法，就是記住：這不是要求我們努力成為德蕾莎修女或聖雄甘地，它只是意味著設法為別人的生活增加價值，且不需要花到五分鐘的時間。

就像歐普拉說過的：「只要心懷感激，任何舉動都不嫌小。」

當你付出更多，就會鼓勵你遇到的人也這樣做，進而鼓勵他們遇到的人也這樣做，最後形成連鎖反應。

這些「五分鐘的小小善意」像是什麼呢？任何別人可能覺得有幫助的事物！

例如，你可以：

- 分享好書推薦清單。
- 幫別人介紹能夠提供協助的人。
- 在社交聚會上主動找落單的人聊天。
- 親手寫一張紙條感謝別人所做的事，就算對方是你的好朋友、老師、上司或師父。
- 稱讚別人做得很好的地方。
- 在社群網站上分享、回饋或轉發別人張貼的內容。
- 對產品或服務提供反饋或評價。

現在你有概念了吧，幫助別人的方式有無限多種！

## 延伸閱讀

**《給予》（*Give and Take*），亞當‧格蘭特著**

# 現在就這樣做

　　你的任務是在接下來的七天，不帶任何條件、不求任何回報地向關心的對象提供「五分鐘的小小善意」。

　　想一想你能提供的七個小善意，並寫下來。

　　然後在接下來的七天裡，每天向關心的對象表達一個小善意。

結語

# 將本書轉化為你的行動

我們應該珍惜的不是回憶，
而是因著那些過往經歷而成為的自己。
——近藤麻理惠

**人**生中最有成就感的事，莫過於設定極為困難的目標，然後竭盡所能地加以實現。這會讓我們處在一個最佳狀態——推動自己超越目前的能力、離開舒適圈，做一些事來拓展自己對於可能性的認知。

我希望你在闔上這本書之後，便決定不只在健身房、也要在其他生活層面擁抱並體現這樣的哲學。我希望我寫的內容，能讓你每天醒來就下定決心去做那些會讓你自豪的艱鉅任務。我希望有一天，當你回顧自己為了實現夢想所做的一切，你會

說：那跟這本書有關。

記住，當你把書頁上的墨跡轉換成自己生活中的行動，真正的樂趣才會開始。過去的你決定了你現在所處的位置，但你未來會走向何方、最後會到達什麼位置，則完全取決於此刻的你決定成為什麼樣的人。

為了幫助你展開行動，我整理了一系列免費資料，這會讓你獲得額外的豐富訊息，並執行本書提到的關鍵原則和練習。

你可以連結到下列網址，立刻獲得所有資料並開始執行：www.workoutmotivationbook.com/bonus。你會牢牢記住明天，因為你將在這一天跨出決定性的第一步，邁向一個全新的自己。

或者，你也可以現在就放下這本書，把所有雄心壯志都丟進記憶黑洞，告訴自己一切都很好，然後繼續維持現況。「拒絕」最大的好處就是讓人平靜，但要知道：如果你一直忽略事實，它會冷不妨地在你肚子上揍一拳。

雖然這很困難，但如果越早面對自己的弱點和缺點，並想辦法加以消除或克服，就能越快到達自己真正想成為的樣子。

所以，選擇權在你的手上。如果你是少數有勇氣選擇紅藥丸、直面殘酷真相的人，那麼你已經開啟一段冒險的旅程。如果有什麼是我幫得上忙的，請讓我知道。我的任務是幫助各位

盡快實現目標，如果我們像團隊一樣合作就能夠成功，而且一定會成功。

我們可以透過下列幾個管道來保持聯繫：

- 臉書：www.facebook.com/muscleforlifefitness
- 推特：www.twitter.com/muscleforlife
- Instagram: www.instagram.com/muscleforlifefitness

最後同樣重要的是，我的網站是：www.muscleforlife. com。如果你想寫信給我，電子郵件地址是：mike@muscleforlife. com。（請記住，我每天都會收到很多封電子郵件，所以可能要一週左右才會回覆。）

另外，如果這本書帶給你任何收穫，或讓你變得更好，請把它推薦給你喜愛的人。把你的這本書借給他們，或送他們一本作為禮物，並告訴他們：「我喜歡你、欣賞你，想幫助你過最好的生活，所以送了這本書，希望你讀一讀它。」

我的個人使命是盡可能地讓許多人擁有這些知識，沒有你的幫助，我根本做不到。所以，請把這本書傳遞出去。

非常感謝你！希望很快就能收到你的來信，祝福你一切順利。

# 能幫我一個忙嗎？

謝謝你閱讀我寫的書，希望你照著內容執行之後，能有更好的體態、感受與生活。

我想請你幫我一個小忙。

請花一點時間在亞馬遜網站上為本書寫幾句評語好嗎？我會上去看每一則評論，也很喜歡獲得反饋。（這才是我工作的真正報酬——知道自己正在幫助別人。）

再次感謝！

# 線上免費資源

非常感謝你閱讀《動機強化全書》。我希望你覺得它具有啟發性、鼓舞人心而且有趣，也希望它能幫助你更快達到理想的健康和健身目標。

我想要確保你盡可能從本書獲益，所以搜集了一些額外的免費資源，內容包括：

- 一份可下載、儲存、分享、列印的快速入門指南，以及本書每一章的關鍵重點、練習、執行項目和檢核表。
- 我最喜歡的一個工具列表，有助於在健身房和健身房以外的情境都能獲得且維持動力，以及穩定執行自己的計畫。
- 三個附加章節，內容涵蓋：關於逆境的好處與力量、如何設置環境以減少所需的動力、如何利用「感謝」來減輕壓力和憂鬱，以及降低罹患慢性病的風險並提升睡眠品質……等。
- 針對打造一個更好的身體與生活，我最推薦的書單。

- 針對史蒂芬・蓋斯（Stephen Guise）、詹姆斯・克利爾、馬克・墨菲這三位思想領袖所進行的訪談，主題關於習慣養成、目標的設定與實現、環境設計……等。

　如果你想要馬上獲得所有的免費資料（以及額外的驚喜），現在就連結到下列網址：

www.workoutmotivationbook.com/bonus

# 麥可‧馬修斯
# 的其他著作

- 《美國第一健身強人，科學化鍛鍊全書》（*Bigger Leaner Stronger: The Simple Science of Building the Ultimate Male Body*）
- 《更精瘦、更強壯：打造終極女性身體的簡單科學》（*Thinner Leaner Stronger: The Simple Science of Building the Ultimate Female Body*）
- 《健身狂料理全書》（*The Shredded Chef: 120 Recipes for Building Muscle, Getting Lean, and Staying Healthy*）
- 《有氧運動爛透了：快速燃燒脂肪而不是肌肉的簡單科學》（*CARDIO SUCKS: The Simple Science of Losing Fat Fast...Not Muscle*）

# 參考書目

- 《生存的十二條法則》，喬登・彼得森著
- 《魔鬼總動員：我不可思議的真實人生》（*Total Recall: My Unbelievably True Life Story*），阿諾・史瓦辛格著
- 《大膽思考的力量》，大衛・舒茲著
- 《葉隱聞書：武士的祕密智慧》（*Hagakure: The Secret Wisdom of the Samurai*），山本常朝著，塔爾特出版（Tuttle Publishing）
- 《未來在等待的銷售人才》（*To Sell Is Human: The Surprising Truth About Moving Others*），丹尼爾・品客著
- 《正向思考不是你想的那樣》（*Rethinking Positive Thinking: Inside the New Science of Motivation*），歐廷珍著
- 《忍耐力》（*The Marshmallow Test: Mastering Self-Control*），沃爾特・米歇爾（Walter Mischel）著
- 《快思慢想》，丹尼爾・康納曼著
- 《增強你的意志力》（*Willpower: Rediscovering the Greatest Human Strength*），羅伊・鮑梅斯特（Roy F. Baumeister）、

約翰・堤爾尼（John Tierney）著
- 《原則》，瑞・達利歐著
- 《天才密碼》（*The Talent Code: Greatness isn't Born, It's Grown, Here's How*），丹尼爾・柯伊爾（Daniel Coyle）著
- 《行動》，史蒂芬・普雷斯菲爾德著
- 《有用的作法》（*It Works: The Famous Little Red Book That Makes Your Dreams Come True!*），RHJ著
- 《藝術之戰》，史蒂芬・普雷斯菲爾德著
- 《動機迷思》，傑夫・海登著
- 《管他的：愈在意愈不開心！停止被洗腦，活出瀟灑自在的快意人生》（*The Subtle Art of Not Giving a F\*ck: The Counterintuitive Approach to Living a Good Life*），馬克・曼森著
- 《硬目標》，馬克・墨菲著
- 《馬背上的早晨》（*Mornings on Horseback: The Story of an Extraordinary Family, a Vanished Way of Life, and the Unique Child Who Became Theodore Roosevelt*），大衛・麥卡勒（David McCullough）著
- 《亞歷山大大帝》，菲利普・弗里曼著
- 《鋼鐵人馬斯克》（*Elon Musk: Tesla, SpaceX, and the Quest*

for a Fantastic Future），艾胥黎・范思（Ashlee Vance）著

- 《泰坦：老洛克菲勒的一生》（*Titan: The Life of John D. Rockefeller, Sr.*），若恩・切爾諾（*Ron Chernow*）著

- 《達文西傳》（*Leonardo da Vinci*），華特・艾薩克森（Walter Isaacson）著

- 《快樂為什麼不幸福？》（*Stumbling on Happiness*），丹尼爾・吉伯特著

- 《全神貫注》（*Rapt: Attention and the Focused Life*），溫妮弗雷德・葛拉格著

- 《幸福》（*Happiness: Unlocking the Mysteries of Psychological Wealth*），艾德・迪納、羅伯特・比斯瓦斯—迪納著

- 《學習樂觀・樂觀學習》（*Learned Optimism: How to Change Your Mind and Your Life*），馬汀・塞利格曼著

- 《哈佛最受歡迎的快樂工作學》（*The Happiness Advantage: How a Positive Brain Fuels Success in Work and Life*），尚恩・艾科爾著

- 《自我分析》（*Self Analysis*），羅恩・賀伯特（L. Ron Hubbard）著

- 《正向性》（*Positivity: Top-Notch Research Reveals the Upward Spiral That Will Change Your Life*），芭芭拉・佛列

德里克森著

- 《感恩力》（*Gratitude Works!: A 21-Day Program for Creating Emotional Prosperity*），羅伯特・埃蒙斯（*Robert A. Emmons*）著

- 《心盛》（*Flourish: A Visionary New Understanding of Happiness and Well-being*），馬汀・塞利格曼著

- 《一流的人如何保持顛峰》（*Peak Performance: Elevate Your Game, Avoid Burnout, and Thrive with the New Science of Success*），布萊德・史托伯格、史蒂夫・麥格尼斯著

- 《和海豹特種部隊生活的31天》（*Living with a SEAL: 31 Days Training with the Toughest Man on the Planet*），傑西・伊茨勒著

- 《不抱怨的世界》（*A Complaint Free World: How to Stop Complaining and Start Enjoying the Life You Always Wanted*），威爾・鮑溫著

- 《更精瘦、更強壯：打造終極女性身體的簡單科學》，麥可・馬修斯著

- 《沉思錄》，馬可・奧理略著

- 《直覺的力量》（*The Power of Intuition: How to Use Your Gut Feelings to Make Better Decisions at Work*），蓋瑞・克萊恩著

- 《古拉格群島》，索忍尼辛著
- 《戰爭的三十三條策略》（*The 33 Strategies of War*），羅伯特・格林（Robert Greene）著
- 《幸福老年的祕密》，喬治・威朗特著
- 《轉型消費者》（*The Transformational Consumer: Fuel a Lifelong Love Affair with Your Customers by Helping Them Get Healthier, Wealthier, and Wiser*），塔拉—妮可・妮爾森著
- 《給予》（*Give and Take: Why Helping Others Drives Our Success*），亞當・格蘭特著
- 《鋼鐵意志》（*Make Your Bed*），威廉・麥克雷文著

# 參考文獻

## 第一部分：正確心態的養成

### 第 2 章 深入檢視——你願意做到什麼程度？

1. Mischel W, Shoda Y, Rodriguez MI. (1989). Delay of gratification in children. *Science*, 244(4907):933-938. doi:10.1126/SCIENCE.2658056.

   Ayduk, O., Mendoza-Denton, R., Mischel, W., Downey, G., Peake, P. K., & Rodriguez, M. (2000). Regulating the interpersonal self: strategic self-regulation for coping with rejection sensitivity. *Journal of Personality and Social Psychology*, 79(5), 776–792. Schlam TR, Wilson NL, Shoda Y, Mischel W, Ayduk O. Preschoolers' delay of gratification predicts their body mass 30 years later. *J Pediatr*. 2013;162(1):90-93. doi:10.1016/j. jpeds.2012.06.049.

   Shoda Y, Mischel W, Peake PK. Predicting Adolescent Cognitive and Self-Regulatory Competencies From Preschool Delay of Gratification: Identifying Diagnostic Conditions. *Dev*

*Psychol.* 1990;26(6):978-986.

2. Martijn C, Tenbült P, Merckelbach H, Dreezens E, de Vries NK. Getting A Grip on Ourselves: Challenging Expectancies About Loss of Energy After Self-Control. *Soc Cogn.* 2002;20(6):441-460. doi:10.1521/ soco.20.6.441.22978.

3. Job, V., Dweck, C. S., & Walton, G. M. (2010). Ego Depletion— Is It All in Your Head? *Psychological Science*, 21(11), 1686–1693. https://doi.org/10.1177/0956797610384745.

4. Duckworth, A. L., Gendler, T. S., & Gross, J. (2016). Situational Strategies for Self-Control. *Perspectives on Psychological Science: A Journal of the Association for Psychological Science*, 11(1), 35–55. https://doi.org/10.1177/1745691615623247.

5. Zajonc, R. B. (1968). Attitudinal effects of mere exposure. *Journal of Personality and Social Psychology*, 9(2, Pt.2), 1–27. https://doi.org/10.1037/h0025848.

6. Lally, P., van Jaarsveld, C. H. M., Potts, H. W. W., & Wardle, J. (2010). How are habits formed: Modelling habit formation in the real world. *European Journal of Social Psychology*, 40(6), 998–1009. https://doi.org/10.1002/ejsp.674.

7. Painter, J. E., Wansink, B., & Hieggelke, J. B. (2002). How visibility and convenience influence candy consumption. *Appetite*, 38(3), 237–238. https://doiorg/10.1006/appe. 2002.0485.

8. Hunter, J. A., Hollands, G. J., Couturier, D.-L., & Marteau, T. M. (2018). Effect of snack-food proximity on intake in general population samples with higher and lower cognitive resource. *Appetite*, 121, 337–347. https://doi.org/10.1016/j.appet. 2017.11.101.

9. McClure, S. M., Ericson, K. M., Laibson, D. I., Loewenstein, G., & Cohen, J. D. (2007). Time Discounting for Primary Rewards. *Journal of Neuroscience*, 27(21), 5796–5804. https://doi. org/10.1523/JNEUROSCI.4246- 06.2007.

10. Matthews, M. (2018). I Took Cold Showers for a Year and Here's What Happened | Muscle For Life.

11. Bilton, N. (2014). Disruptions: For a Restful Night, Make Your Smartphone Sleep on the Couch - The New York Times.

Gnambs, T., & Appel, M. (2018). Narcissism and Social Networking Behavior: A Meta-Analysis. *Journal of Personality*, 86(2), 200–212. https://doi.org/10.1111/ jopy.12305.

Lup, K., Trub, L., & Rosenthal, L. (2015). Instagram #Instasad?: Exploring Associations Among Instagram Use, Depressive Symptoms, Negative Social Comparison, and Strangers Followed. *Cyberpsychology, Behavior, and Social Networking*, 18(5), 247–252. https://doi.org/10.1089/ cyber.2014.0560.

12. Maybin, S. (2017). Busting the attention span myth - BBC News.

13. Ophir, E., Nass, C., & Wagner, A. D. (2009). Cognitive control in media multitaskers. *Proceedings of the National Academy of Sciences of the United States of America, 106*(37), 15583–15587. https://doi.org/10.1073/pnas.0903620106

### 第 3 章 一個邏輯問題：先思考還是先行動？

1. Wicker, A. W. (1969). Attitudes versus Actions: The Relationship of Verbal and Overt Behavioral Responses to Attitude Objects. *Journal of Social Issues*, 25(4), 41–78. https://doi.org/10.1111/j.1540-4560.1969.tb00619.x.

## 第二部分：如何設定目標？

### 第 5 章 簡單有效的目標設定法

1. Schippers, M. C., Scheepers, A. W. A., & Peterson, J. B. (2015). A scalable goal-setting intervention closes both the gender and ethnic minority achievement gap. *Palgrave Communications*, 1(1), 15014. https://doi.org/10.1057/palcomms.2015.14.

### 第 6 章 系統化：聰明實現你的目標

1. Senay, I., Albarracín, D., & Noguchi, K. (2010). Motivating goal-directed behavior through introspective self-talk: the role

of the interrogative form of simple future tense. *Psychological Science*, 21(4), 499–504. https://doi.org/10.1177/0956797610364751.

2. Milne, S., Orbell, S., & Sheeran, P. (2002). Combining motivational and volitional interventions to promote exercise participation: Protection motivation theory and implementation intentions. *British Journal of Health Psychology*, 7(2), 163–184. https://doi.org/10.1348/135910702169420.

3. Rise, J., Thompson, M., & Verplanken, B. (2003). Measuring implementation intentions in the context of the theory of planned behavior. *Scandinavian Journal of Psychology*, 44(2), 87–95.

   Prestwich, A., Lawton, R., & Conner, M. (2003). The use of implementation intentions and the decision balance sheet in promoting exercise behaviour. *Psychology & Health*, 18(6), 707–721. https://doi.org/10.1080/0887044031 0001594493.

   Orbell, S., Hodgkins, S., & Sheeran, P. (1997). Implementation Intentions and the Theory of Planned Behavior. *Personality and Social Psychology Bulletin*, 23(9), 945–954. https://doi.org/10.1177/0146167297239004 Verplanken, B., & Faes, S. (1999). Good intentions, bad habits, and effects of forming implementation intentions on healthy eating. *European Journal of Social Psychology*, 29(5–6), 591–604.

Teng, Y., & Mak, W. W. S. (2011). The role of planning and self-efficacy in condom use among men who have sex with men: An application of the Health Action Process Approach model. *Health Psychology*, 30(1), 119–128. https://doi.org/10.1037/a0022023

Griva, F., Anagnostopoulos, F., & Madoglou, S. (2010). Mammography Screening and the Theory of Planned Behavior: Suggestions Toward an Extended Model of Prediction. *Women & Health*, 49(8), 662–681. https://doi.org/10.1080/03630240903496010.

Roncancio, A. M., Ward, K. K., Sanchez, I. A., Cano, M. A., Byrd, T. L., Vernon, S. W., ⋯ Fernandez, M. E. (2015). Using the Theory of Planned Behavior to Understand Cervical Cancer Screening Among Latinas.

*Health Education & Behavior: The Official Publication of the Society for Public Health Education*, 42(5), 621–626. https://doi.org/10.1177/1090198115571364. Pawlak, R., Brown, D., Meyer, M. K., Connell, C., Yadrick, K., Johnson, J. T., & Blackwell, A. (2008).

Theory of Planned Behavior and Multivitamin Supplement Use in Caucasian College Females. *The Journal of Primary Prevention*, 29(1), 57–71. https:// doi.org/10.1007/s10935-008-0127-y.

Cooke, R., Dahdah, M., Norman, P., & French, D. P. (2016). How well does the theory of planned behaviour predict alcohol consumption? A systematic review and meta-analysis. *Health Psychology Review*, 10(2), 148–167. https://doi.org/10.1080/17 437199.2014.947547. Godin, G., & Kok, G. (1996). The Theory of Planned Behavior: A Review of its Applications to Health-Related Behaviors. *American Journal of Health Promotion*, 11(2), 87–98. https://doi.org/10.4278/0890-1171-11.2.87.

4. Kappes, A., Singmann, H., & Oettingen, G. (2012). Mental contrasting instigates goal pursuit by linking obstacles of reality with instrumental behavior. *Journal of Experimental Social Psychology*, 48(4), 811–818. https://doi.org/10.1016/J. JESP.2012.02.002.

5. Gollwitzer PM, Sheeran P, Michalski V, Seifert AE. When Intentions Go Public. Psychol Sci. 2009;20(5):612- 618. doi:10.1111/j.1467-9280.2009.02336.x.

6. Matthews, G. (n.d.). Study focuses on strategies for achieving goals, resolutions — Dominican University of California.

7. Tannenbaum, M. B., Hepler, J., Zimmerman, R. S., Saul, L., Jacobs, S., Wilson, K., & Albarracín, D. (2015). Appealing to fear: A meta-analysis of fear appeal effectiveness and theories. *Psychological Bulletin*, 141(6), 1178–1204. https:// doi.org/10.1037/a0039729.

# 第三部分：行動至上

## 第 9 章 如何不再找藉口？

1. Goleman, D. (1984). Excuses: New Theory Defines Their Role in Life - The New York Times.

2. Stocks, A., & April, K. A. (2012). Locus of control and subjective well-being – a cross-cultural study. *Problems and Perspectives in Management*, 10(1).

# 第四部分：維持正向循環

## 第 12 章 重新定義你的壓力

1. Lohr, J. M., Olatunji, B. O., Baumeister, R. F., & Bushman, B. J. (2007). The psychology of anger venting and empirically supported alternatives that do no harm. *The Scientific Review of Mental Health Practice: Objective Investigations of Controversial and Unorthodox Claims in Clinical Psychology, Psychiatry, and Social Work*, 5(1), 53-64.

Wojciszke, B., Baryla, W., Szymków-Sudziarska, A., Parzuchowski, M., & Kowalczyk, K. (2009). Saying is experiencing: Affective consequences of complaining and affirmation. *Polish Psychological Bulletin*, 40(2), 74–84. https://

doi.org/10.2478/s10059-009-0008-0. Kowalski, R. M. (1996). Complaints and complaining: Functions, antecedents, and consequences. Psychological Bulletin, 119(2), 179–196. https://doi.org/10.1037/0033- 2909.119.2.179.

Lehmann-Willenbrock, N., & Kauffeld, S. (2010). The downside of communication: Complaining cycles in group discussions. *In S. Schuman (Ed.), The handbook for working with difficult groups: How they are difficult, why they are difficult, what you can do*, 33–54.

2. Crum, A. J., Salovey, P., & Achor, S. (2013). Rethinking stress: The role of mindsets in determining the stress response. *Journal of Personality and Social Psychology*, 104(4), 716–733. https://doi.org/10.1037/a0031201.

3. Keller, A., Litzelman, K., Wisk, L. E., Maddox, T., Cheng, E. R., Creswell, P. D., & Witt, W. P. (2012). Does the perception that stress affects health matter? The association with health and mortality. *Health Psychology: Official Journal of the Division of Health Psychology, American Psychological Association*, 31(5), 677–684. https://doi.org/10.1037/a0026743.

4. Brooks, A. W. (2014). Get excited: Reappraising pre-performance anxiety as excitement. *Journal of Experimental Psychology: General*, 143(3), 1144–1158. https://doi.org/10.1037/a0035325.

## 第 13 章 別讓正向思考失控

1. Sharot, T. (2011). The optimism bias. *Current Biology*, 21(23), R941–R945. https://doi.org/10.1016/J. CUB.2011.10.030.

2. Hmieleski, K. M., & Baron, R. A. (2009). Entrepreneurs' Optimism And New Venture Performance: A Social Cognitive Perspective. *Academy of Management Journal*, 52(3), 473–488. https://doi.org/10.5465/AMJ.2009.41330755.

   Parke, J., Griffiths, M. D., & Parke, A. (2007). Positive Thinking Among Slot Machine Gamblers: A Case of Maladaptive Coping? *International Journal of Mental Health and Addiction*, 5(1), 39–52. https://doi.org/10.1007/ s11469-006-9049-1.

   Verkuil, P. R., Seligman, M., & Kang, T. (2000). Countering Lawyer Unhappiness: Pessimism, Decision Latitude and the Zero-Sum Dilemma. *SSRN Electronic Journal*. https://doi. org/10.2139/ssrn.241942.

3. Verkuil, P. R., Seligman, M., & Kang, T. (2000). Countering Lawyer Unhappiness: Pessimism, Decision Latitude and the Zero-Sum Dilemma. *SSRN Electronic Journal*. https://doi. org/10.2139/ssrn.241942.

4. The Science Behind the Smile - Harvard Business Review.

(2012).

5. Kahneman, D., & Deaton, A. (2010). High income improves evaluation of life but not emotional well-being. *Proceedings of the National Academy of Sciences of the United States of America*, 107(38), 16489–16493. https://doi.org/10.1073/pnas.1011492107.

6. Brickman, P., Coates, D., & Janoff-Bulman, R. (1978). Lottery winners and accident victims: Is happiness relative? *Journal of Personality and Social Psychology*, 36(8), 917-927. http://dx.doi.org/10.1037/0022- 3514.36.8.917.

7. Wilson Daniel T Gilbert, T. D. (2000). Affective Forecasting. *Advances in Experimental Social Psychology*.

8. Stutzer, A., & Frey, B. S. (n.d.). Stress That Doesn't Pay: The Commuting Paradox. *The Scandinavian Journal of Economics*. https://doi.org/10.2307/25195346.

   Hershfield, H. E., Mogilner, C., & Barnea, U. (2016). People Who Choose Time Over Money Are Happier. *Social Psychological and Personality Science*, 7(7), 697–706. https://doi.org/10.1177/1948550616649239.

   Thaler RH. Misbehaving: The Making of Behavioral Economics. 1st ed. W.W. Norton & Company; 2015.

9. Stickgold, R., Malia, A., Maguire, D., Roddenberry, D., & O'Connor, M. (2000). Replaying the game: hypnagogic images

in normals and amnesics. *Science (*New York, N.Y.), 290(5490), 350–353. https://doi.org/10.1126/SCIENCE.290.5490.350.

10. Earling, A. (March 21–28, 1996). The Tetris effect: Do computer games fry your brain? Philadelphia City Paper.

11. Peterson, C., Seligman, M. E., & Vaillant, G. E. (1988). Pessimistic explanatory style is a risk factor for physical illness: a thirty-five-year longitudinal study. *Journal of Personality and Social Psychology*, 55(1), 23–27.

12. Seligman, M. (2006). *Learned Optimism: How to Change Your Mind and Your Life*. New York, NY: Vintage Books.

13. Klein, G. (2007). Performing a Project Premortem - Harvard Business Review.

14. Mitchell, D. J., Edward Russo, J., & Pennington, N. (1989). Back to the future: Temporal perspective in the explanation of events. *Journal of Behavioral Decision Making*, 2(1), 25–38. https://doi.org/10.1002/bdm.3960020103.

## 第 14 章 「單憑己力」無法成就大事

1. Chopik, W. J. (2017). Associations among relational values, support, health, and well-being across the adult lifespan. *Personal Relationships*, 24(2), 408–422. https://doi.org/10.1111/pere.12187.

2. Christakis, N. A., & Fowler, J. H. (2007). The Spread of Obesity in a Large Social Network over 32 Years. *New England Journal of Medicine*, 357(4), 370–379. https://doi.org/10.1056/NEJMsa066082.

3. Arnold Schwarzenegger at the University of Houston | Time. (2017).

4. Cook, G. (2013). The Secret to Success Is Giving, Not Taking - *Scientific American*.

5. Wing, R. R., & Jeffery, R. W. (1999). Benefits of recruiting participants with friends and increasing social support for weight loss and maintenance. *Journal of Consulting and Clinical Psychology*, 67(1), 132–138.

6. Feltz, D. L., Kerr, N. L., & Irwin, B. C. (2011). Buddy Up: The Köhler Effect Applied to Health Games. *Journal of Sport and Exercise Psychology*, 33(4), 506–526. https://doi.org/10.1123/jsep.33.4.506.

7. Dunton, G. F., Liao, Y., Intille, S., Huh, J., & Leventhal, A. (2015). Momentary assessment of contextual influences on affective response during physical activity. *Health Psychology*, 34(12), 1145–1153. https://doi.org/10.1037/hea0000223.

一起來　美 010

美國第一健身強人，
# 動機強化全書
不找藉口的新科學！突破增肌瓶頸、訓練低潮的最強輔助訓練手冊
The Little Black Book of Workout Motivation

| | |
|---|---|
| 作　　　　者 | 麥可‧馬修斯 |
| 譯　　　　者 | 郭曉燕 |
| 主　　　編 | 林子揚 |
| 編　　　輯 | 吳昕儒 |
| 總　編　輯 | 陳旭華 steve@bookrep.com.tw |
| 社　　　長 | 郭重興 |
| 發 行 人 兼 出 版 總 監 | 曾大福 |
| 出 版 單 位 | 一起來出版／遠足文化事業股份有限公司 |
| 發　　　行 | 遠足文化事業股份有限公司 www.bookrep.com.tw |
| | 23141 新北市新店區民權路 108-2 號 9 樓 |
| | 電話｜02-22181417　傳真｜02-86671851 |
| 法 律 顧 問 | 華洋法律事務所　蘇文生律師 |
| 封 面 設 計 | 許紘維 |
| 內 頁 排 版 | 新鑫電腦排版工作室 |
| 印　　　製 | 通南彩色印刷有限公司 |
| 法 律 顧 問 | 華洋法律事務所　蘇文生律師 |
| 初 版 一 刷 | 2021 年 11 月 |
| 定　　　價 | 420 元 |
| I　S　B　N | 9786269501427（平裝） |
| | 9786269501403（EPUB） |
| | 9789860646085（PDF） |

Authorized translation from the English language edition titled THE LITTLE BLACK BOOK OF
WORKOUT MOTIVATION by MICHAEL MATTHEWS, published by Oculus Publishers.
Copyright © 2018, Oculus Publishers, Inc.. This Complex Chinese translation published by
arrangement with The Grayhawk Agency., The Cooke Agency International Inc. and Rick Broadhead
& Associates Inc.

國家圖書館出版品預行編目 (CIP) 資料

美國第一健身強人，動機強化全書：不找藉口的新科學！突破增肌瓶
頸、訓練低潮的最強輔助訓練手冊 / 麥可‧馬修斯 著；郭曉燕 譯. --
初版. -- 新北市：一起來出版 , 遠足文化事業股份有限公司 , 2021.11
　　面；　公分 . -- （一起來美；10）
譯自：The little black book of workout motivation.
ISBN 978-626-95014-2-7（平裝）

1. 健身運動　2. 體能訓練

411.71　　　　　　　　　　　　　　　　　　　　　　　110013431